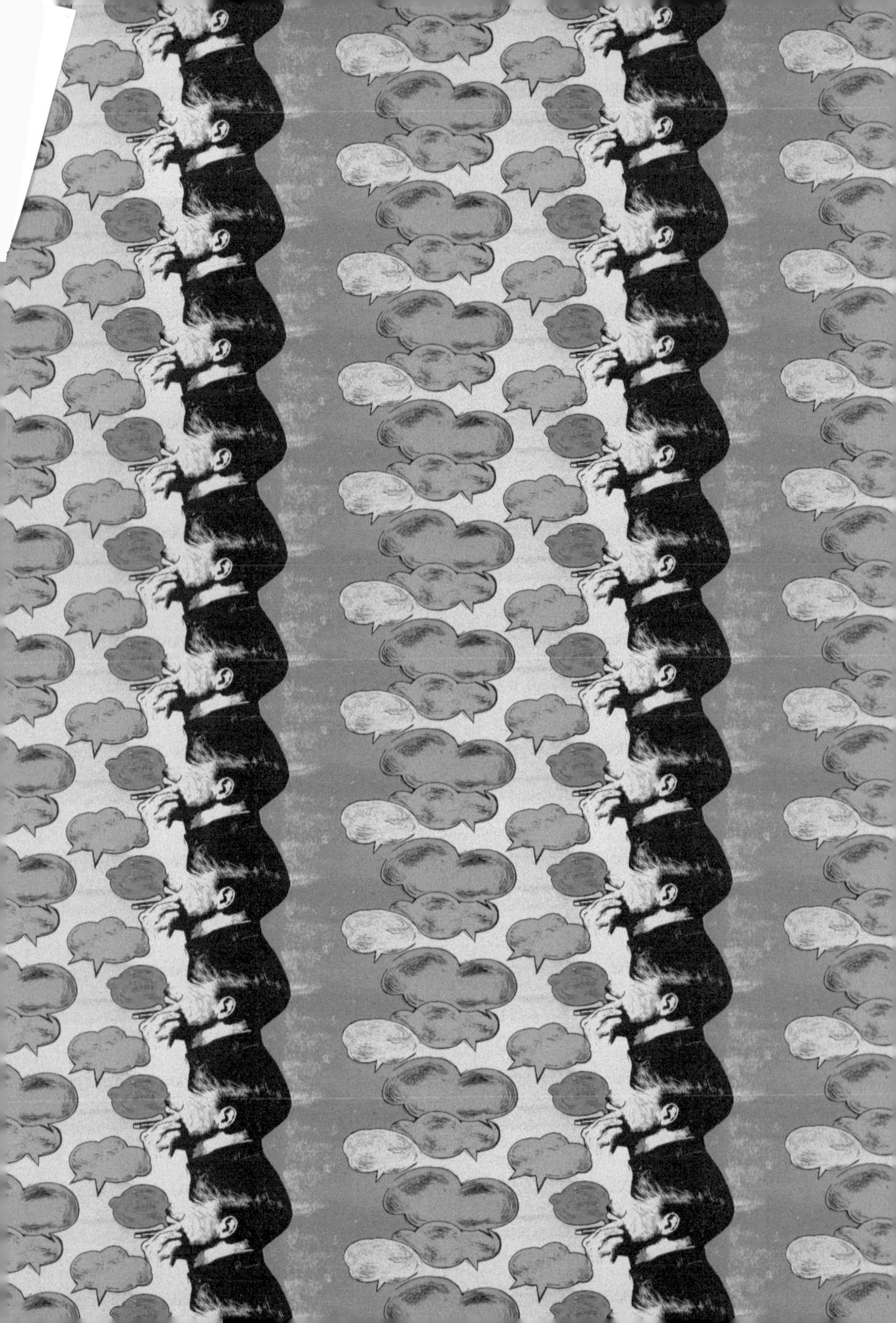

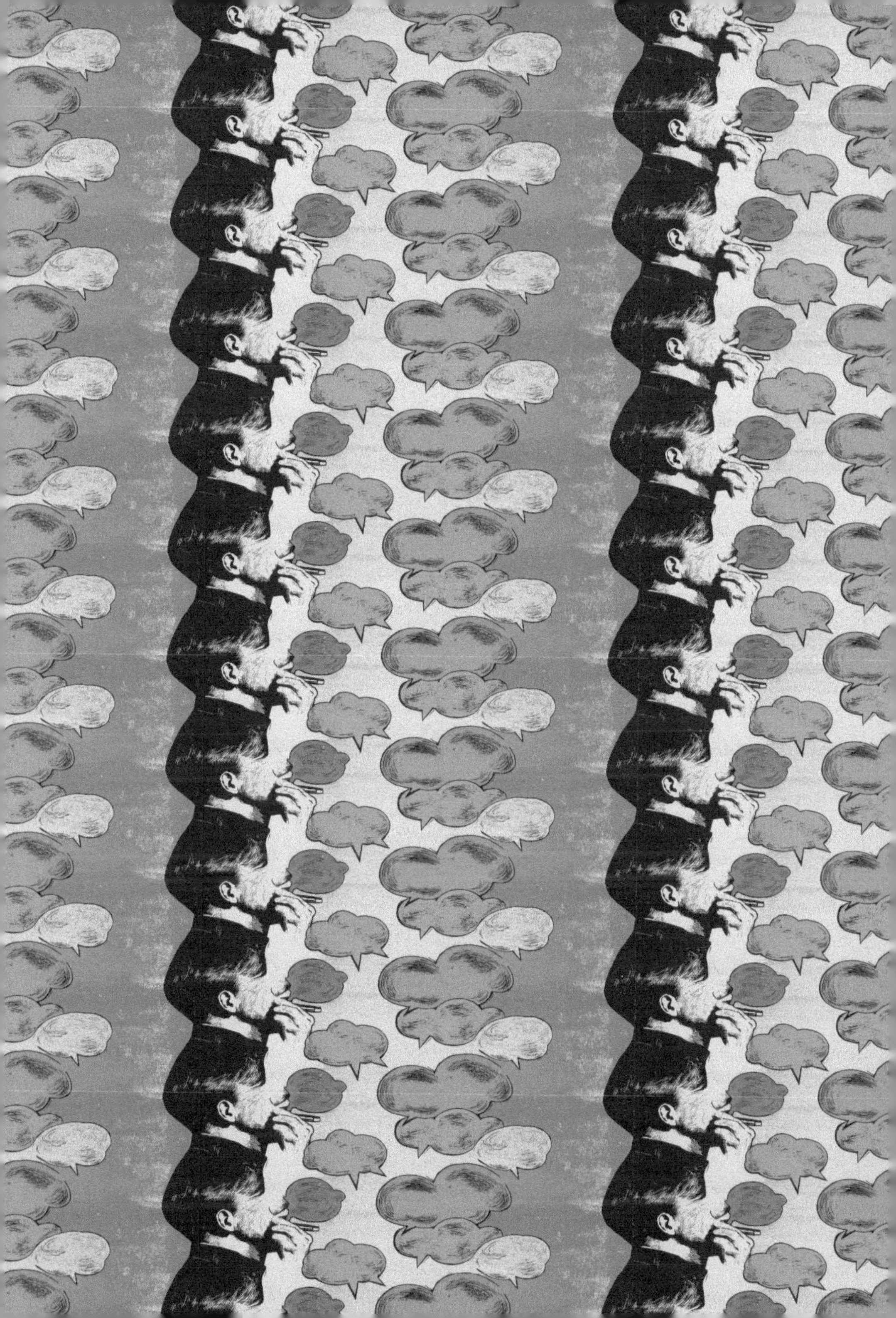

Colophon

Saage Media GmbH
c/o SpinLab – The HHL Accelerator
Spinnereistraße 7
04179 Leipzig, Germany
E-Mail: contact@SaageMedia.com
Web: www.SaageMedia.com
Commercial Register: Local Court Leipzig, HRB 42755 (Handelsregister: Amtsgericht Leipzig, HRB 42755)
Managing Director: Rico Saage (Geschäftsführer)
VAT ID Number: DE369527893 (USt-IdNr.)

Editore: Saage Media GmbH
Pubblicazione: 02.2025
Design della copertina: Saage Media GmbH
ISBN Brossura (it): 978-3-384-53040-0
ISBN Ebook (it): 978-3-384-53041-7

Note legali / Avvisi

I link esterni e i riferimenti alle fonti elencati in questo libro sono stati verificati al momento della pubblicazione. L'autore non ha alcuna influenza sulla progettazione e sui contenuti attuali e futuri delle pagine collegate. Il fornitore del sito web collegato è l'unico responsabile per contenuti illegali, errati o incompleti e per danni derivanti dall'uso o dal mancato uso delle informazioni, non chi fa riferimento alla rispettiva pubblicazione tramite link. Tutte le fonti esterne utilizzate sono elencate nella bibliografia. Nonostante l'accurato controllo dei contenuti, non ci assumiamo alcuna responsabilità per i contenuti di fonti esterne. Gli operatori delle fonti citate sono gli unici responsabili del loro contenuto. Immagini e fonti di terzi sono contrassegnate come tali. La riproduzione, l'elaborazione, la distribuzione e qualsiasi tipo di sfruttamento al di fuori dei limiti del diritto d'autore richiedono il consenso scritto dell'autore o del creatore.
Questo libro è stato tradotto dal tedesco. Non si possono escludere completamente deviazioni dall'originale o errori di traduzione. Tutte le fonti citate nel libro sono disponibili in inglese. Non ci assumiamo alcuna responsabilità per eventuali imprecisioni o malintesi di contenuto derivanti dalla traduzione.
I dati nei diagrammi che non sono esplicitamente contrassegnati con una fonte non si basano su studi ma sono ipotesi non vincolanti per una migliore visualizzazione.
Questo libro è stato creato utilizzando l'Intelligenza Artificiale (IA) e altri strumenti. Tra le altre cose, sono stati utilizzati strumenti per la ricerca, la scrittura/editing e la generazione di illustrazioni decorative. Nonostante i controlli, non si possono escludere completamente gli errori. Vorremmo sottolineare che l'uso dell'IA serve come strumento di supporto per offrire ai nostri lettori un'esperienza di lettura di alta qualità e stimolante.

I riferimenti e le citazioni contenuti in questo libro sono stati accuratamente ricercati e riprodotti nel loro significato. L'interpretazione e la presentazione del contenuto citato riflettono la comprensione dell'autore e non necessariamente corrispondono all'intenzione o all'opinione degli autori originali. Per le citazioni parafrasate, le dichiarazioni principali delle fonti originali sono state incorporate nel contesto di quest'opera secondo le migliori conoscenze e convinzioni, ma possono deviare dalle formulazioni originali e dalle sfumature di significato a causa del trasferimento e della semplificazione. Tutte le fonti utilizzate sono completamente elencate nella bibliografia e possono essere lette lì nell'originale. La responsabilità dell'interpretazione e dell'incorporazione contestuale del contenuto citato è dell'autore di questo libro. Per domande scientifiche e informazioni dettagliate, si raccomanda di consultare le fonti originali. L'autore si è sforzato di presentare argomenti scientifici complessi in modo generalmente comprensibile. Non si possono escludere semplificazioni e generalizzazioni. Non può essere fornita alcuna garanzia per l'accuratezza tecnica e la completezza delle presentazioni semplificate. La riproduzione parafrasata di citazioni e scoperte scientifiche viene effettuata coscienziosamente in conformità con la legge sulle citazioni secondo § 51 UrhG e tutte le disposizioni pertinenti sul diritto d'autore di altri paesi. Quando si semplifica, trasferisce e possibilmente traduce contenuto scientifico in un linguaggio generalmente comprensibile, si possono perdere sfumature di significato e dettagli tecnici. L'autore non rivendica diritti sulle opere citate e rispetta tutti i diritti d'autore degli autori originali. Se viene rilevato un uso non autorizzato, l'autore chiede di essere informato per prendere le misure appropriate. Per scopi accademici e quando utilizzato come riferimento scientifico, si raccomanda espressamente di consultare le fonti originali. La presentazione semplificata serve esclusivamente per informazione scientifica popolare.

Le informazioni contenute in questo libro sul tema dell'ADHD negli adulti, inclusi il test di autovalutazione, le strategie di gestione e le proposte terapeutiche, sono state accuratamente ricercate e verificate. Tuttavia, non è possibile escludere completamente errori. I test di autovalutazione e gli strumenti terapeutici presentati non sostituiscono una diagnosi o un trattamento medico professionale. In caso di sospetto di ADHD, è fondamentale consultare un medico specialista o uno psicoterapeuta. Le strategie di autogestione descritte devono essere considerate come un supporto complementare. L'implementazione dei metodi e delle strategie presentati avviene sotto la propria responsabilità. Non si assume alcuna responsabilità per eventuali svantaggi o danni derivanti dalle indicazioni fornite. A causa dello sviluppo continuo nella ricerca sull'ADHD, le scoperte scientifiche e le raccomandazioni terapeutiche potrebbero essere cambiate dopo la stampa. Tutti i nomi di marchi, le denominazioni di prodotto e i metodi terapeutici sono di proprietà dei rispettivi titolari dei diritti. Le citazioni di studi scientifici e letteratura specialistica possono essere trovate nell'appendice del libro. Le strategie presentate per la vita professionale devono essere considerate come raccomandazioni generali. La loro applicabilità deve essere verificata nel contesto lavorativo individuale. In caso di questioni legali relative all'ADHD, è consigliabile richiedere consulenza legale.

Bendis Saage

ADHD negli adulti: Guida completa alla terapia e gestione quotidiana

Strategie pratiche per la diagnosi, il trattamento e l'organizzazione della vita con ADHD in età adulta

80 Fonti
44 Diagrammi
71 Immagini
7 Illustrazioni

Cari lettori,

vi ringraziamo di cuore per aver scelto questo libro. Con la vostra scelta ci avete dato non solo la vostra fiducia, ma anche parte del vostro prezioso tempo. Lo apprezziamo molto.

ADHD negli adulti riguarda circa il 2-4% di tutti i lavoratori - spesso senza che ne siano consapevoli. Questo libro specialistico orientato alla pratica offre un percorso strutturato attraverso le sfide dell'ADHD nella vita professionale e privata. Dalla prima valutazione dei sospetti, passando per approcci terapeutici collaudati, fino a strategie concrete per la vita lavorativa, vengono esaminati tutti gli aspetti rilevanti. Con il test di autovalutazione integrato, strumenti pratici di organizzazione e metodi collaudati per la gestione personale, le persone interessate possono utilizzare miratamente i propri punti di forza e superare elegantemente le tipiche insidie. Un'attenzione particolare è rivolta all'integrazione di successo sul posto di lavoro attraverso strategie di comunicazione e lavoro adattate. Questo libro unisce conoscenze specialistiche attuali a soluzioni pratiche per una vita di successo con l'ADHD. Scoprite ora come trasformare le vostre sfide legate all'ADHD in opportunità.

Questa guida fornisce informazioni comprensibili e pratiche su un argomento complesso. Grazie a strumenti digitali autoprodotti che utilizzano anche reti neurali, siamo stati in grado di condurre ricerche approfondite. I contenuti sono stati strutturati in modo ottimale e sviluppati fino alla versione finale per fornire una panoramica ben fondata e facilmente accessibile. Il risultato: ottieni una visione completa e benefici di spiegazioni chiare ed esempi illustrativi. Anche il design visivo è stato ottimizzato attraverso questo metodo avanzato in modo da poter cogliere e utilizzare rapidamente le informazioni.

Ci impegniamo per la massima precisione, ma siamo grati per qualsiasi segnalazione di possibili errori. Visitate il nostro sito web per trovare le ultime correzioni e aggiunte a questo libro. Queste saranno incorporate anche nelle edizioni future.

Speriamo che vi piaccia leggere e scoprire cose nuove! Se avete suggerimenti, critiche o domande, attendiamo il vostro feedback. Solo attraverso uno scambio attivo con voi lettori le future edizioni e opere potranno diventare ancora migliori. Restate curiosi!

Bendis Saage

Saage Media GmbH - Squadra

- www.SaageBooks.com/it
- support@saagemedia.com
- Spinnereistraße 7 - c/o SpinLab – The HHL Accelerator, 04179 Leipzig, Germany

Accesso rapido alla conoscenza

Per garantire un'esperienza di lettura ottimale, desideriamo familiarizzarvi con le caratteristiche principali di questo libro:

- **Struttura Modulare:** Ogni capitolo è autonomo e può essere letto indipendentemente dagli altri.
- **Ricerca Approfondita:** Tutti i capitoli si basano su ricerche approfondite e sono supportati da riferimenti scientifici. I dati mostrati nei diagrammi servono per una migliore visualizzazione e si basano su ipotesi, non sui dati forniti nelle fonti. Un elenco completo delle fonti e dei crediti delle immagini si trova nell'appendice.
- **Terminologia Chiara:** I termini tecnici sottolineati sono spiegati nel glossario.
- **Riassunti dei Capitoli:** Alla fine di ogni capitolo troverete riassunti concisi che vi daranno una panoramica dei punti chiave.
- **Raccomandazioni Concrete:** Ogni sottocapitolo si conclude con un elenco di consigli specifici per aiutarvi a mettere in pratica ciò che avete imparato.

Materiali bonus aggiuntivi sul nostro sito web

Sul nostro sito web pianifichiamo di mettere a disposizione i seguenti materiali esclusivi:

- Contenuti bonus e capitoli aggiuntivi
- Un riepilogo complessivo compatto
- Una versione radiodrammatica. (In pianificazione)

Il sito web è attualmente in costruzione.

www.SaageBooks.com/it/adhd_negli_adulti-bonus-YISM4

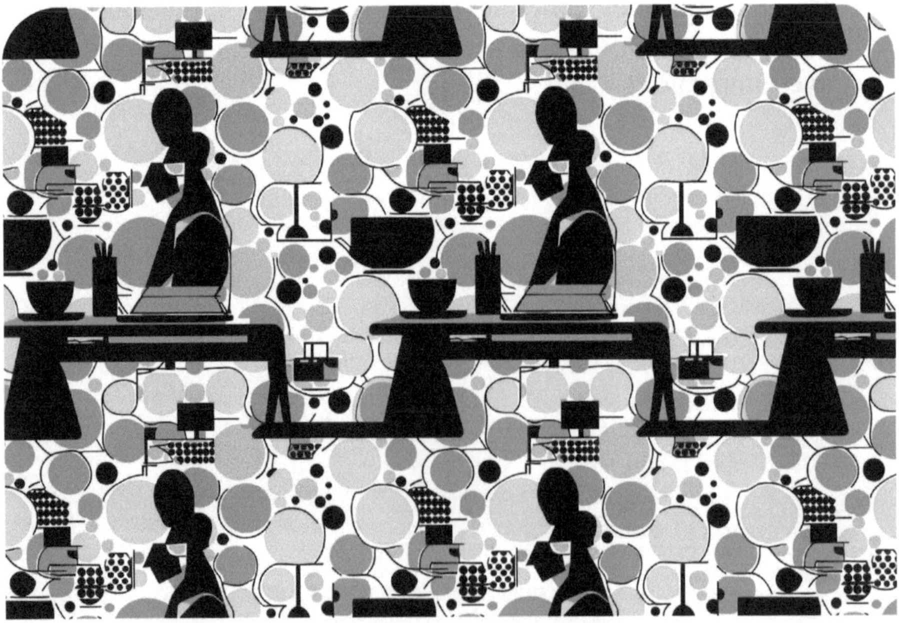

Indice

- 2. Integrazione Professionale
  - 2. 1 Organizzazione del posto di lavoro
    - Organizzazione spaziale
    - Strutturazione temporale
    - Minimizzazione delle distrazioni
  - 2. 2 Comunicazione nell'ambiente di lavoro
    - Colloqui con i superiori
    - Collaborazione nel team
    - Gestione dei conflitti
  - 2. 3 Ottimizzazione delle prestazioni
    - Distribuzione dei compiti basata sui punti di forza
    - Misure per promuovere la concentrazione
    - Gestione efficace dei progetti

- 3. Opzioni Terapeutiche
  - 3. 1 Trattamento farmacologico
    - Gruppi di principi attivi
    - Piani di assunzione
    - Gestione degli effetti collaterali
  - 3. 2 Approcci comportamentali
    - Creazione di strutture
    - Modifica del comportamento
    - Gestione dello stress
  - 3. 3 Forme di terapia complementari
    - Terapia del movimento
    - Tecniche di rilassamento
    - Consulenza nutrizionale

- 4. Gestione della vita quotidiana
  - 4. 1 Organizzazione domestica
    - Pianificazione dei compiti
    - Sistemi di ordinamento
    - Sviluppo della routine
  - 4. 2 Gestione delle relazioni
    - Comunicazione di coppia
    - Interazione familiare
    - Contatti sociali
  - 4. 3 Gestione del tempo libero
    - Pianificazione delle attività
    - Promozione degli interessi
    - Fasi di recupero

1. Diagnostica e Autoconoscenza

Come si riconosce se le proprie difficoltà di concentrazione e i problemi di organizzazione sono effettivamente attribuibili all'ADHD? Il percorso verso la chiarezza passa attraverso un'analisi sistematica del proprio comportamento e una valutazione medica approfondita. Mentre alcune persone vivono per anni con il sospetto di avere l'ADHD, spesso esitano a compiere il passo decisivo verso una diagnosi professionale. Un'accurata riflessione sui propri schemi comportamentali costituisce la base per ogni ulteriore passo di sviluppo. In questo capitolo esaminiamo il processo che porta da prime intuizioni a una conoscenza consolidata.

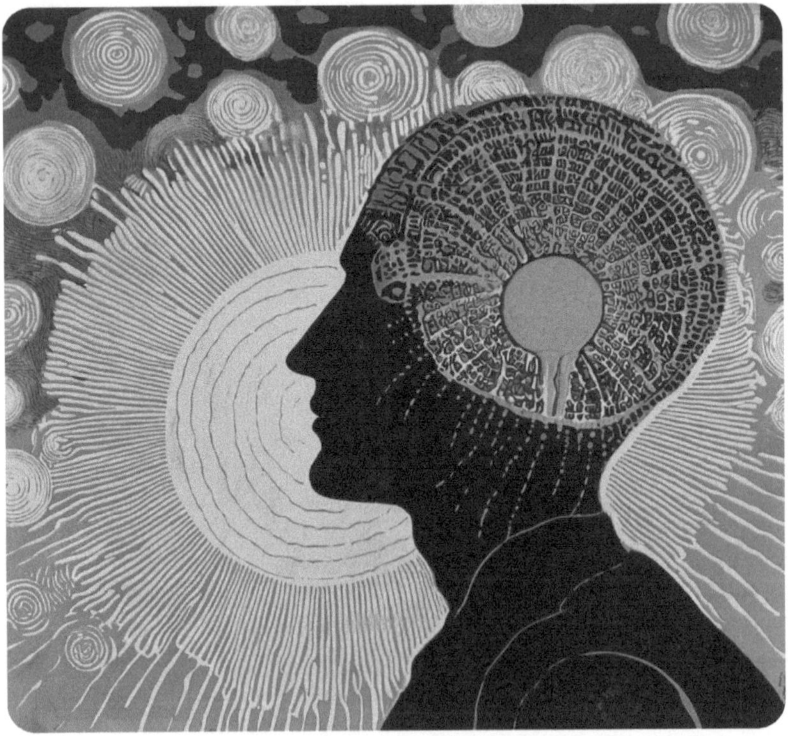

1. 1 Diagnosi Professionale

Una diagnosi professionale di ADHD in età adulta è complessa e richiede più della semplice registrazione dei sintomi attuali. L'esclusione di altre cause mediche o psicologiche, l'analisi dei comportamenti problematici infantili e l'uso di test oggettivi giocano un ruolo cruciale. Questo approccio multilivello è necessario per riconoscere le manifestazioni spesso sottili e individuali dell'ADHD e per evitare diagnosi errate. Continua a leggere per comprendere in dettaglio i singoli passaggi della diagnosi professionale.

Una diagnosi completa dell'ADHD richiede la combinazione di dati oggettivi provenienti da test medici e neuropsicologici con descrizioni soggettive dei sintomi da prospettive personali e altrui, al fine di escludere altre patologie e ottenere un quadro completo delle singole disabilità.

Esami medici

Le indagini mediche svolgono un ruolo importante nella diagnosi dell'ADHD, concentrandosi sull'esclusione di altre cause mediche per i sintomi osservati [s1]. Problemi alla tiroide, disturbi del sonno o malattie neurologiche possono provocare sintomi simili all'ADHD. Un'accurata visita medica, eventualmente integrata da esami del sangue o un EEG (elettroencefalogramma), aiuta a escludere tali patologie [s2]. Pertanto, l'esame medico serve alla diagnosi differenziale. Fornisce informazioni importanti per garantire che i sintomi siano effettivamente attribuibili all'ADHD e non a un'altra causa medica. Oltre all'esame fisico, possono essere considerati anche test neuropsicologici [s3]. Questi test, sebbene non forniscano una diagnosi definitiva di ADHD, possono offrire informazioni aggiuntive sulle funzioni cognitive come attenzione, memoria e funzioni esecutive [s1]. Ad esempio, nei pazienti con difficoltà di concentrazione, i test neuropsicologici possono aiutare a determinare con maggiore precisione l'entità e la natura del deficit. Tuttavia, i risultati di questi test dovrebbero essere interpretati nel contesto della valutazione clinica complessiva e non utilizzati come unico criterio diagnostico. La combinazione di misure soggettive e oggettive aumenta l'accuratezza

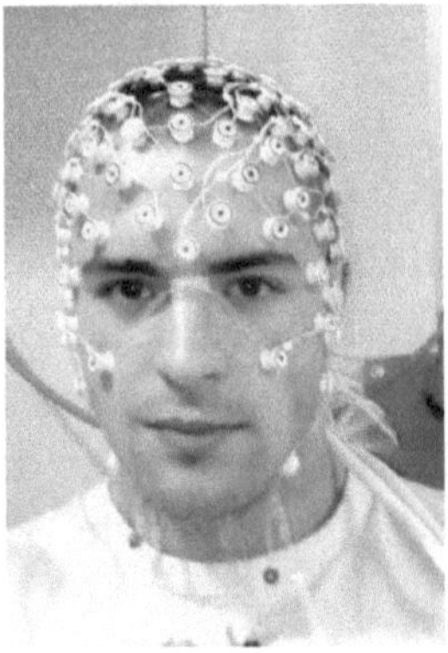

Elettroencefalogramma [i1]

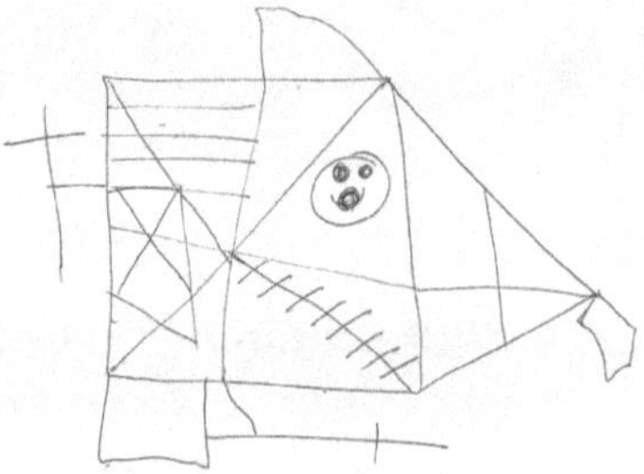

Test neuropsicologici [i2]

diagnostica [s4]. Le misure soggettive, come interviste cliniche e questionari, catturano le esperienze personali e le percezioni del paziente e del suo ambiente [s3]. Le misure oggettive, come i test neuropsicologici, forniscono informazioni basate sui dati sulle prestazioni cognitive. Combinando entrambi gli approcci, si ottiene un quadro più completo che supporta la diagnosi di ADHD.

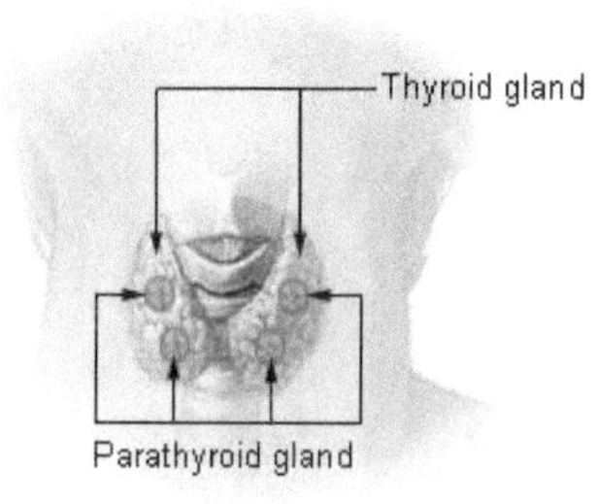

Tiroide [i3]

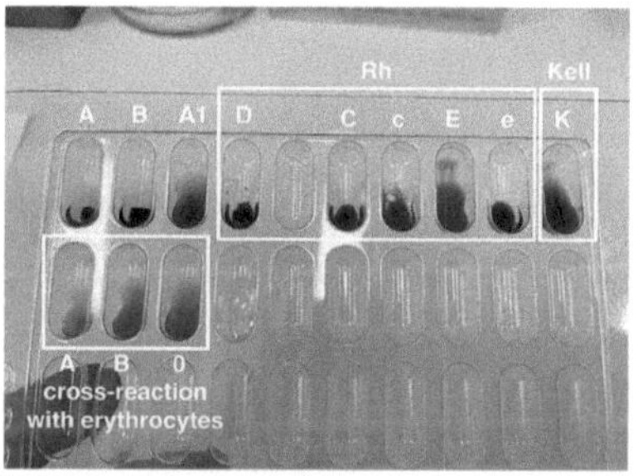

Esame del sangue [i4]

Utile sapere

EEG (elettroencefalogramma)

Un EEG è un metodo per misurare l'attività elettrica del cervello. Nel contesto della diagnosi dell'ADHD, un EEG può aiutare a escludere altre malattie neurologiche che possono provocare sintomi simili all'ADHD. Tuttavia, non serve per la diagnosi diretta dell'ADHD.

Test neuropsicologici

I test neuropsicologici valutano funzioni cognitive come attenzione, memoria e funzioni esecutive. Possono fornire indicazioni preziose nell'ambito della diagnosi dell'ADHD, evidenziando punti di forza e debolezza specifici nel profilo cognitivo. Queste informazioni aiutano a precisare la diagnosi e a personalizzare la terapia.

Gravità dei sintomi di ADHD nel tempo

Illustra il potenziale impatto della terapia sui sintomi di ADHD.

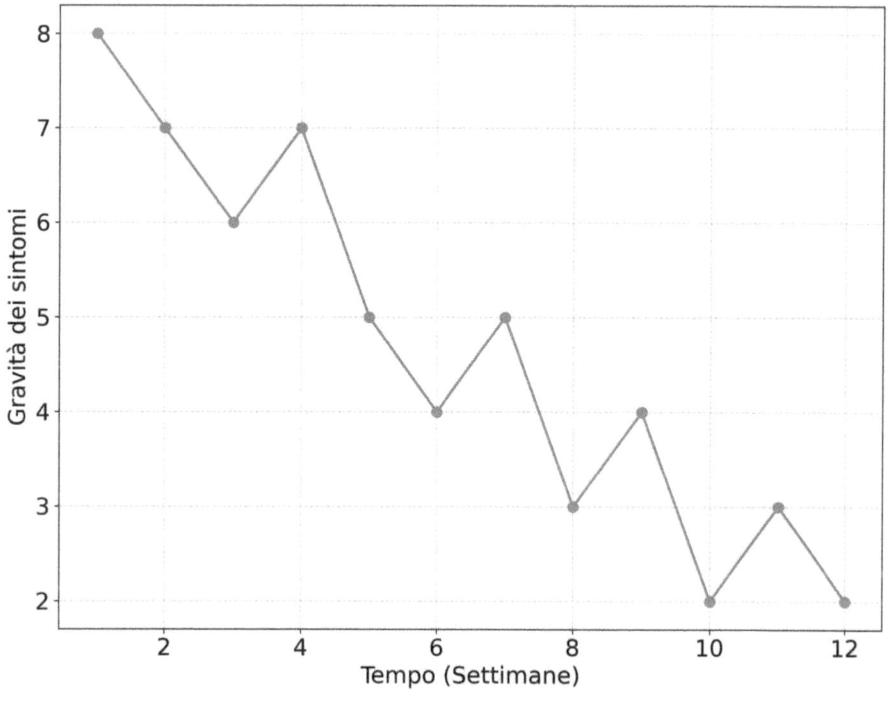

Il grafico mostra una tendenza generale al ribasso nella gravità dei sintomi, suggerendo una risposta positiva al trattamento. Tuttavia, le fluttuazioni evidenziano la natura complessa dell'ADHD e la possibilità di dover apportare aggiustamenti all'approccio terapeutico nel tempo.

Procedure di test psicologici

Le procedure di test psicologici rappresentano un elemento fondamentale nella diagnosi dell'ADHD negli adulti. Esse integrano l'esame medico e forniscono preziose informazioni sulle funzioni cognitive e sul comportamento. Vengono utilizzati diversi metodi di test, che si differenziano per i loro focus. I questionari, come le scale di autovalutazione e di valutazione da parte di terzi, raccolgono esperienze soggettive relative ai sintomi dell'ADHD. Un questionario di autovalutazione raccoglie la percezione personale del soggetto, mentre nella valutazione da parte di terzi, familiari o amici documentano le loro osservazioni [s5]. Queste diverse prospettive forniscono un quadro più completo. Ad esempio, le difficoltà di concentrazione nel lavoro possono essere percepite più chiaramente dai colleghi, mentre le difficoltà nell'organizzare le faccende domestiche sono più frequentemente riportate dal partner. I neuropsychologische_tests, invece, forniscono dati oggettivi sulle prestazioni cognitive. Essi esaminano, tra l'altro, l'attenzione, la memoria di lavoro, il controllo degli impulsi e la capacità di pianificazione. Questi test possono aiutare a identificare deficit specifici associati all'ADHD. Un esempio è il test di Stroop, che misura la capacità di inibire reazioni automatiche e di mostrare flessibilità cognitiva. I risultati delle procedure di test psicologici dovrebbero sempre essere considerati nel contesto complessivo della diagnosi. La combinazione di rapporti soggettivi e risultati oggettivi dei test, insieme alla storia medica, consente una valutazione differenziata e contribuisce a una decisione diagnostica informata [s6]. Gli strumenti di screening validati, utilizzati da professionisti con competenze adeguate, supportano l'identificazione dell'ADHD negli adulti [s7] [s8].

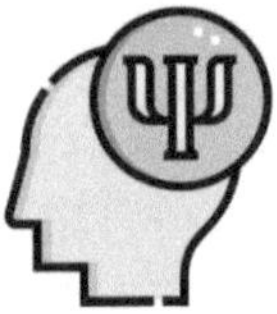

Rojo Verde Morado
Marrón Azul Rojo

Morado Rojo Marrón
Rojo Verde Azul

Test di Stroop [i5]

Utile sapere

Funzioni cognitive

Le funzioni cognitive descrivono le capacità mentali che ci permettono di acquisire, elaborare e applicare informazioni. Nell'ADHD, le funzioni cognitive come attenzione, memoria e capacità di pianificazione possono essere compromesse. Pertanto, un'analisi dettagliata di queste funzioni è importante per la diagnosi.

Strumenti di screening validati

Gli strumenti di screening validati sono questionari o test standardizzati sviluppati per identificare l'ADHD negli adulti. Essi rappresentano un primo passo nel processo diagnostico e aiutano a identificare le persone che potrebbero beneficiare di una diagnosi ADHD più approfondita. Tuttavia, i risultati di uno screening da soli non sono sufficienti per una diagnosi definitiva.

Risultati della Valutazione ADHD

Confronto dei diversi punteggi di valutazione

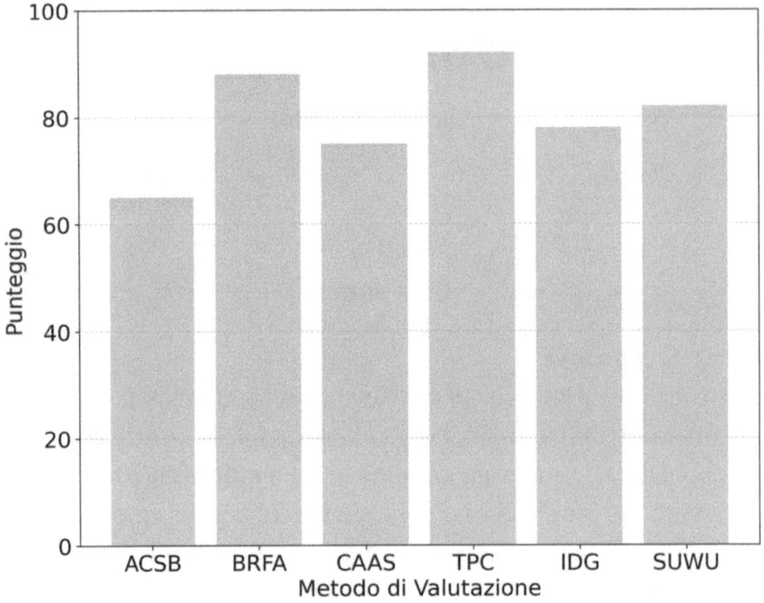

ACSB: ACSB-3 Autovalutazione

BRFA: BRFA-A

CAAS: CAAS-S:L

IDG: Intervista Diagnostica

SUWU: Scala di Valutazione di Wender Utah

TPC: Test delle Prestazioni Continue

I risultati indicano un aumento significativo dei punteggi di disattenzione e iperattività/impulsività, suggerendo un'alta probabilità di ADHD. Sebbene esista una certa variabilità tra le misure, il modello generale supporta l'ipotesi diagnostica. Il punteggio leggermente inferiore nella misura di autovalutazione potrebbe riflettere discrepanze tra l'autopercezione e il comportamento osservato, evidenziando l'importanza di utilizzare più metodi di valutazione.

Documentazione della sintomatologia

Una documentazione completa della sintomatologia è essenziale per la diagnosi di ADHD negli adulti. Essa include sia la raccolta delle lamentele attuali sia la considerazione retrospettiva delle anomalie comportamentali infantili [s9] [s10]. Interviste semi-strutturate, in cui si chiede specificamente dei sintomi di disattenzione, iperattività e impulsività, costituiscono la base [s10]. Inoltre, questionari di autovalutazione, che quantificano la gravità dei sintomi, forniscono ulteriori informazioni [s10]. È rilevante per la diagnosi la manifestazione dei sintomi in almeno due aree della vita, come lavoro e famiglia [s11]. Non solo la percezione soggettiva del soggetto interessato, ma anche i resoconti di familiari o colleghi, che descrivono i sintomi dalla loro prospettiva, contribuiscono a un quadro completo [s12]. Ad esempio, un collega può valutare meglio gli effetti della disattenzione nel contesto lavorativo rispetto alla persona stessa. La documentazione dovrebbe anche considerare aspetti di genere, poiché l'ADHD può manifestarsi in modo diverso nelle donne rispetto agli uomini [s12]. I meccanismi di compensazione, sviluppati nel corso degli anni dai soggetti per mascherare la sintomatologia, devono essere presi in considerazione per ottenere un'immagine il più autentica possibile delle difficoltà [s12]. La raccolta sistematica dei sintomi tramite strumenti standardizzati – tra cui scale di valutazione specifiche – consente una valutazione oggettiva del grado di gravità e supporta la diagnosi [s9]. È particolarmente importante distinguere da altre patologie psichiatriche, poiché i sintomi dell'ADHD possono presentarsi anche in altri disturbi [s9]. Solo se i sintomi non possono essere spiegati da un'altra malattia psichiatrica, la diagnosi di ADHD è giustificata [s9]. La raccolta retrospettiva dei sintomi nell'infanzia può avvenire attraverso l'uso di scale di autovalutazione validate e attraverso colloqui con familiari o figure di riferimento dell'infanzia [s11] [s9]. Tuttavia, il ricordo dei sintomi infantili può essere talvolta difficile, quindi è utile chiedere esempi concreti dal periodo scolastico o dall'ambiente familiare [s11]. La combinazione di autovalutazioni e resoconti esterni, questionari standardizzati e un'anamnesi dettagliata consente una valutazione differenziata e costituisce la base per una decisione diagnostica informata.

Frequenza dei sintomi di ADHD

Frequenza dei sintomi di ADHD negli adulti.

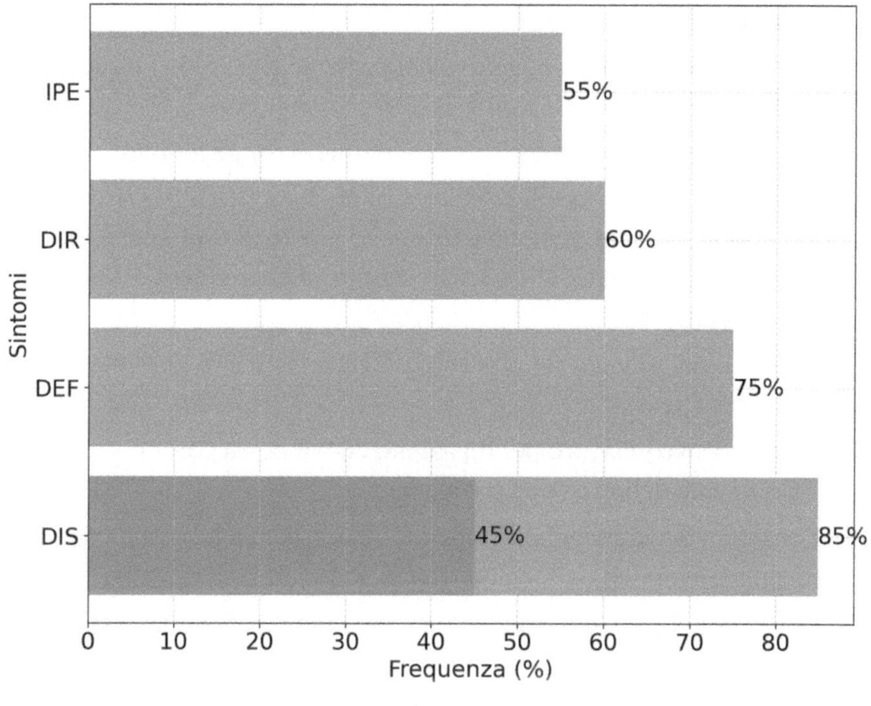

DEF: Deficit Esecutivo

DIR: Disregolazione Emotiva

DIS: Disturbi del Sonno

INA: Inattenzione

IPE: Iperattività/Impulsività

Il grafico evidenzia la diversa prevalenza dei sintomi di ADHD, con disattenzione e iperattività/impulsività come i più comunemente riportati. La disregolazione emotiva, sebbene meno frequente dei sintomi principali, ha comunque un impatto su una parte significativa degli individui e sottolinea l'importanza di un approccio diagnostico completo.

Consigli concreti

- Integra attivamente l'esperienza del paziente nel processo diagnostico.
- Invita il paziente a tenere un diario sui suoi sintomi e sui loro effetti.
- Analizza insieme al paziente schemi e fattori scatenanti ricorrenti nella sua vita quotidiana.
- Includi la percezione soggettiva del paziente riguardo alle sue forze e risorse nella diagnosi.
- Sviluppa insieme al paziente criteri di misurazione individuali per il successo terapeutico, che vadano oltre le scale standardizzate.
- Utilizza metodi creativi come disegni o giochi di ruolo per facilitare l'accesso del paziente alle sue emozioni e ai suoi schemi comportamentali.
- Rifletti regolarmente sul processo diagnostico con il paziente e adattalo se necessario.
- Crea uno spazio sicuro per il paziente, dove possa parlare apertamente delle sue difficoltà e paure.
- Considera la diagnosi non come un processo concluso, ma come uno scambio dinamico tra te e il paziente.
- Incoraggia il paziente a partecipare attivamente alla diagnosi e a porre domande.
- Non fare affidamento esclusivamente su procedure di test standardizzate, ma sviluppa un approccio diagnostico individuale.
- Coinvolgi, se necessario, ulteriori professionisti, come ad esempio terapisti occupazionali o educatori sociali, nel processo diagnostico.
- Documenta l'intero processo diagnostico in modo trasparente e comprensibile.

1. 2 Autovalutazione strutturata

La valutazione strutturata di sé è un passo importante per la diagnosi dell'ADHD. Permette di riconoscere e analizzare schemi comportamentali che spesso rimangono inosservati nella vita quotidiana. Tuttavia, questa osservazione sistematica di sé presenta delle sfide: le percezioni soggettive e le distorsioni inconsce possono influenzare il risultato. Inoltre, la varietà dei sintomi dell'ADHD rende difficile una chiara attribuzione. Acquisisci chiarezza sulle tue forze e debolezze individuali: la base per una diagnosi e una terapia di successo.

La valutazione strutturata di sé nell'ADHD richiede sia una prospettiva personale che una prospettiva esterna, per rivelare i punti ciechi e ottenere un quadro completo dei propri schemi comportamentali.

Osservazione del comportamento

L'osservazione del comportamento rappresenta un elemento fondamentale nella valutazione dell'ADHD in età adulta. Essa consente di avere uno sguardo più dettagliato sui modelli comportamentali che spesso rimangono inosservati nella vita quotidiana. Attraverso un'osservazione mirata, è possibile riconoscere e documentare segni sottili che possono indicare la presenza di ADHD. Non si tratta solo di confermare sintomi sospetti, ma anche di identificare manifestazioni e punti di forza individuali. Questo può significare, concretamente, prendere appunti su comportamenti tipici nella vita quotidiana per un periodo definito (ad esempio, una settimana). Possono essere considerati diversi ambiti: concentrazione (per quanto tempo riesco a concentrarmi su un compito?), impulsività (interrompo spesso gli altri?), organizzazione (dimentico appuntamenti o sposto oggetti importanti?) e regolazione emotiva (reagisco in modo eccessivamente emotivo a determinate situazioni?). Questa raccolta sistematica di dati comportamentali offre una base preziosa per ulteriori diagnosi e pianificazione terapeutica. Tuttavia, l'auto-osservazione non è priva di possibili distorsioni. La propria percezione può essere influenzata da sensazioni soggettive e convinzioni esistenti [s13]. Pertanto, è consigliabile includere anche la prospettiva di altre persone. Le osservazioni di familiari, amici o colleghi che conoscono bene la persona interessata possono fornire preziosi contributi. Questa osservazione esterna può aiutare a rivelare zone cieche nella percezione di sé e a ottenere un quadro più completo del comportamento. La combinazione di auto- e osservazione esterna aumenta l'accuratezza della valutazione e può quindi portare a una diagnosi più precisa [s13]. È importante che la persona intervistata sia informata sullo scopo dell'osservazione e dia il proprio consenso. L'osservazione dovrebbe concentrarsi su comportamenti concreti e essere documentata in modo neutro. I risultati dell'osservazione esterna dovrebbero poi essere confrontati e discussi con le proprie osservazioni. Questo scambio può portare a una comprensione più profonda dei propri modelli comportamentali e aiuta a valutare meglio la rilevanza dei sintomi osservati per una possibile diagnosi di

ADHD. Sebbene auto- e osservazione esterna forniscano dati clinicamente rilevanti sui problemi di attenzione negli adulti, non sono sufficienti da sole per distinguere l'ADHD da altri disturbi psicologici [s13]. L'osservazione del proprio comportamento e la raccolta di osservazioni esterne sono strumenti preziosi nell'ambito di una valutazione strutturata. Offrono l'opportunità di percepire e analizzare consapevolmente i modelli comportamentali. I dati raccolti possono quindi servire come base per ulteriori passi diagnostici e aiutare a sviluppare una comprensione completa dei propri punti di forza e debolezza. L'integrazione di entrambe le prospettive, auto- e percezione esterna, contribuisce a ottenere un quadro differenziato e a supportare la formulazione della diagnosi [s13]. Tuttavia, l'osservazione da sola non è sufficiente per una diagnosi, ma è parte di un processo diagnostico più ampio.

Utile sapere

Osservazione esterna

L'osservazione esterna significa che un'altra persona, ad esempio un partner o un amico, osserva il comportamento della persona interessata e descrive le proprie impressioni. Questo può aiutare a riconoscere zone cieche nella percezione di sé.

Pianificazione terapeutica

La pianificazione terapeutica per l'ADHD tiene conto delle esigenze individuali e comprende vari approcci terapeutici, come la psicoeducazione, la terapia comportamentale e i farmaci.

Sistematica

Una raccolta sistematica di dati comportamentali nell'ambito dell'auto-osservazione implica la registrazione strutturata e regolare delle osservazioni, ad esempio utilizzando un diario o un'app.

Sottili

I segni sottili di ADHD sono difficili da riconoscere e possono manifestarsi, ad esempio, in una leggera distraibilità o in difficoltà nell'organizzazione.

Soggettive

Le sensazioni soggettive sono percezioni e sentimenti personali che possono influenzare l'auto-osservazione, ad esempio a causa del proprio stato d'animo o delle aspettative.

Modelli comportamentali nel ADHD adulto

Frequenza, intensità e durata dei comportamenti correlati all'ADHD.

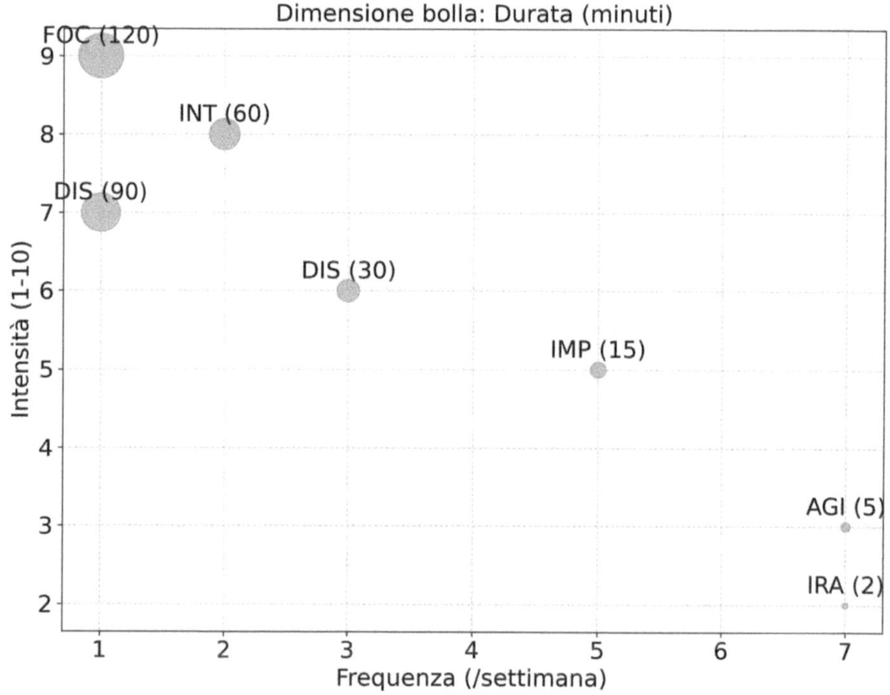

Blasengröße: Durata (minuti)

AGI: Agitazione	DIS: Disorganizzazione
FOC: Problemi di concentrazione	IMP: Impulsività
INT: Interruzione	IRA: Irrequietezza

Questo grafico rivela modelli distinti nei comportamenti correlati all'ADHD. I comportamenti ad alta frequenza tendono ad essere di durata più breve, mentre i comportamenti meno frequenti possono essere significativamente più intensi quando si verificano. Alcuni comportamenti mostrano una combinazione di alta intensità e lunga durata, suggerendo che questi possono avere un impatto particolarmente forte sulla vita quotidiana e giustificare un intervento mirato.

Diario dei sintomi

Un diario dei sintomi aiuta a registrare sistematicamente i sintomi dell'ADHD e a monitorarne l'andamento nel tempo [s14]. Permette di riconoscere le correlazioni tra determinate situazioni, comportamenti e l'insorgenza o l'intensità dei sintomi. Queste informazioni costituiscono una base solida per la pianificazione della terapia e la valutazione del successo del trattamento. Documentando sintomi come disattenzione, impulsività o iperattività, ma anche problemi concomitanti come disturbi del sonno o sbalzi d'umore, si crea un quadro dettagliato del quadro clinico individuale. Un diario dei sintomi può fornire informazioni sulla frequenza, durata e gravità dei sintomi. Questa registrazione accurata consente di identificare fattori scatenanti specifici e fattori aggravanti. In questo modo, nel corso della terapia, possono essere sviluppate strategie mirate per la gestione dei sintomi e ne può essere verificata l'efficacia [s14]. La combinazione con l'addestramento alla consapevolezza può affinare la consapevolezza di sé e approfondire la comprensione dei propri sintomi [s15]. Gli esercizi di consapevolezza promuovono la capacità di rimanere nel qui e ora e di osservare pensieri e sentimenti senza giudizio. Questa maggiore attenzione ai processi interni può avere un effetto positivo sulla documentazione dei sintomi e fornire ulteriori informazioni sulla relazione tra attenzione, emozioni e comportamento. Tuttavia, è importante essere consapevoli della possibile soggettività dei resoconti personali [s16]. La propria percezione può essere influenzata da vari fattori, il che può portare a una deviazione rispetto alle osservazioni esterne. Per minimizzare questo problema, è utile rendere la documentazione il più oggettiva e concreta possibile, concentrandosi su comportamenti osservabili e misurabili. Un esempio sarebbe, invece di annotare "Oggi ero molto distratto", descrivere eventi concreti, come "Durante la riunione ho perso il filo tre volte e ho dovuto chiedere chiarimenti".

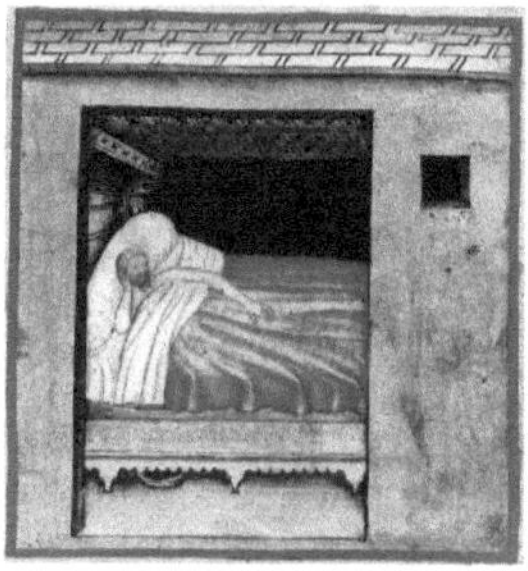

Disturbo del sonno [i6]

Utile sapere

Diario dei sintomi

Un diario strutturato in cui si registrano regolarmente i sintomi dell'ADHD, la loro manifestazione e i possibili fattori scatenanti, per riconoscere schemi e correlazioni e adattare la terapia.

Addestramento alla consapevolezza

Una metodologia che promuove la consapevolezza dei pensieri, delle emozioni e delle sensazioni corporee nel momento presente, senza giudicarli. Nel contesto dell'ADHD, l'addestramento alla consapevolezza può aiutare a migliorare la consapevolezza di sé e a controllare meglio gli impulsi.

Osservazioni esterne

Osservazioni del comportamento e dello stato di una persona da parte di altri, ad esempio familiari, amici o terapeuti. Le osservazioni esterne possono offrire ulteriori prospettive sui sintomi dell'ADHD e integrare l'autovalutazione.

Gravità dei sintomi nel tempo

Illustra la fluttuazione della gravità dei sintomi di ADHD nell'arco di una settimana.

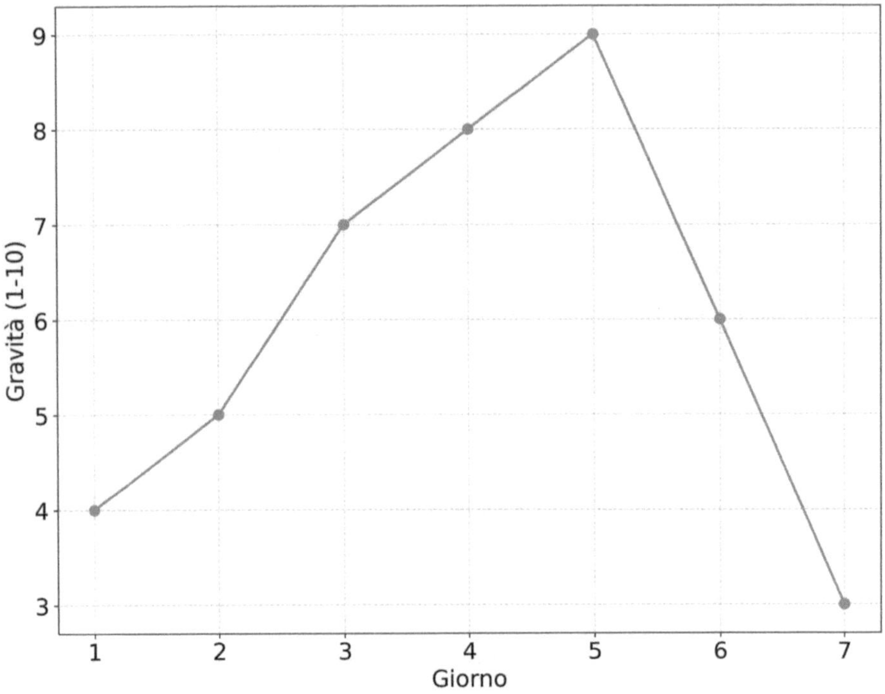

Il grafico rivela un andamento ciclico nella gravità dei sintomi, con picchi a metà settimana e livelli più bassi durante il fine settimana. Ciò potrebbe indicare l'influenza dello stress legato al lavoro o dei cambiamenti di routine. I dati suggeriscono la necessità di un esame più attento delle attività quotidiane e dei potenziali fattori scatenanti durante i periodi di picco per identificare strategie di coping.

Valutazione dell'autoosservazione

Valutazione dell'autoosservazione La valutazione dei dati raccolti dall'osservazione comportamentale e dal diario dei sintomi è il passo successivo per ottenere un quadro chiaro dei propri schemi comportamentali. Si tratta di analizzare le osservazioni e i sintomi documentati e identificare le tendenze ricorrenti. Invece di considerare solo singoli eventi, concentratevi su schemi generali. Quanto spesso si verifica un determinato comportamento? In quali situazioni è particolarmente pronunciato? Ci sono correlazioni tra determinati fattori scatenanti e i sintomi documentati? Questa analisi consente di riconoscere aree problematiche specifiche e di comprendere il loro impatto sulla vita quotidiana. Ad esempio, potrebbe emergere che le difficoltà di concentrazione si manifestano soprattutto in compiti complessi, mentre le reazioni impulsive si verificano più frequentemente in situazioni di stress. Sebbene l'autoosservazione offra preziose intuizioni sul proprio comportamento, può anche essere influenzata dalla percezione soggettiva [s17]. È utile confrontare le proprie registrazioni con le prospettive altrui per ottenere una comprensione più completa. fremdbeobachtungen da parte di familiari o amici possono fornire informazioni aggiuntive e rivelare "zone cieche" nella percezione di sé. È opportuno raccogliere le valutazioni esterne in modo sistematico e concentrarsi su comportamenti concreti. Se, ad esempio, i familiari osservano un aumento della mancanza di puntualità, mentre si considera questo aspetto non problematico, ciò può rappresentare un'importante indicazione. Il confronto tra la prospettiva di sé e quella altrui consente di validare le proprie osservazioni e di valutare meglio la rilevanza dei sintomi per una possibile diagnosi di ADHD [s17]. Si noti che l'auto-valutazione dei sintomi spesso differisce dalle valutazioni altrui [s17]. Questa discrepanza può fornire indicazioni importanti e dovrebbe essere considerata nel processo diagnostico. La combinazione di auto- e osservazione esterna aumenta l'accuratezza della registrazione dei sintomi e contribuisce a una diagnosi più informata. La valutazione dell'autoosservazione è un processo iterativo. Le intuizioni ottenute possono essere utilizzate per

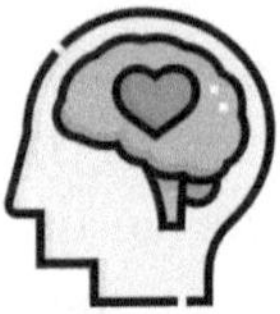

affinare l'autoosservazione e sviluppare questioni specifiche. Ad esempio, dopo la prima analisi, si può prestare attenzione a situazioni specifiche o intensificare la documentazione di determinati sintomi. Questo processo continuo di riflessione e adattamento consente di sviluppare un quadro sempre più differenziato dei propri schemi comportamentali e di creare le basi per una terapia mirata.

Distribuzione dei comportamenti osservati (autovalutazione ADHD)

Ripartizione dei comportamenti correlati all'ADHD durante l'automonitoraggio.

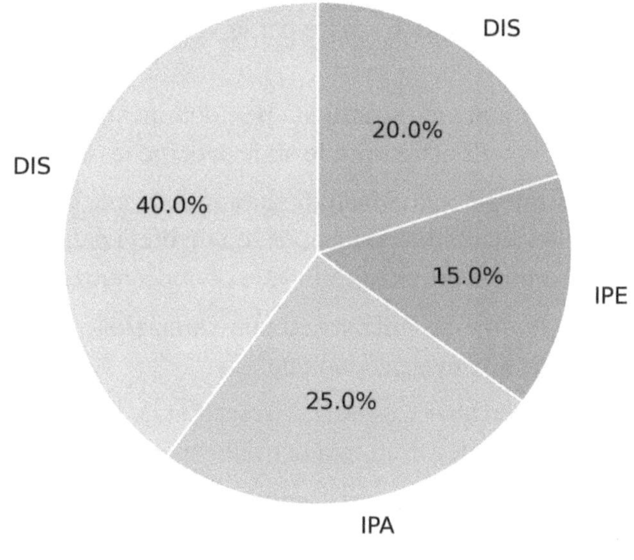

- DIS: Disregolazione emotiva
- IPA: Iperattività/Irrequietezza
- IPE: Impulsività

Questo grafico evidenzia la frequenza relativa dei diversi comportamenti correlati all'ADHD osservati durante il periodo di automonitoraggio. Il segmento più grande rappresenta il comportamento osservato più frequentemente, suggerendo che potrebbe essere un'area primaria da indirizzare per le strategie di intervento. I segmenti più piccoli indicano comportamenti meno frequenti, che possono comunque contribuire alle difficoltà generali. La comprensione di questa distribuzione consente un approccio personalizzato alla gestione dei sintomi dell'ADHD.

Consigli concreti

- Collegate le vostre osservazioni a eventi quotidiani concreti per comprendere meglio la loro influenza sul vostro comportamento.
- Create una tabella in cui registrate diversi comportamenti (ad esempio, acquisti impulsivi) e le rispettive conseguenze.
- Visualizzate i vostri progressi nell'auto-osservazione, ad esempio tenendo un barometro dell'umore per la vostra capacità di concentrazione.
- Utilizzate la valutazione strutturata per identificare e sviluppare i vostri punti di forza nel gestire le sfide specifiche dell'ADHD.
- Sviluppate strategie individuali di autoregolazione, basate sui risultati della vostra autovalutazione, come brevi pause di movimento durante attività prolungate di concentrazione.
- Riflettete regolarmente sulla vostra autovalutazione e adattate le vostre strategie alle esigenze mutate.
- Confrontatevi con altri soggetti interessati sulle vostre esperienze con l'autovalutazione strutturata per ricevere nuovi stimoli.
- Stabilite obiettivi realistici per l'autovalutazione e la gestione delle vostre sfide personali.
- Premiatevi per i vostri progressi nell'auto-osservazione e nell'autoregolazione.
- Mettete in discussione criticamente le vostre percezioni e siate aperti a nuove prospettive sul vostro comportamento.
- Considerate l'autovalutazione strutturata come uno strumento per lo sviluppo continuo della vostra autoconsapevolezza.

1. 3 Considerazione differenziata

ADHD negli adulti si manifesta raramente da solo. Malattie concomitanti come disturbi d'ansia, depressione o disturbi del sonno influenzano il decorso e complicano il trattamento. Anche l'età e il sesso plasmano l'aspetto dell'ADHD, dall'iperattività nell'infanzia ai problemi di concentrazione nell'età adulta. Questi molteplici aspetti richiedono un'analisi differenziata per sviluppare la diagnosi corretta e un piano di trattamento individuale. Continua a leggere per comprendere i fattori decisivi per la tua autoconoscenza.

> *Una diagnosi e un trattamento dell'ADHD di successo richiedono un'analisi differenziata che consideri le comorbidità, l'età, il sesso e la fase della vita, al fine di riconoscere le esigenze individuali e sviluppare strategie su misura.*

Riconoscere le comorbidità

L'ADHD negli adulti raramente si presenta in modo isolato. Spesso esistono ulteriori patologie, chiamate comorbidità o malattie concomitanti, che coesistono con l'ADHD. Queste comorbidità possono influenzare il decorso dell'ADHD e complicare il trattamento. Pertanto, riconoscere queste patologie aggiuntive è essenziale per una terapia di successo. Ad esempio, possono presentarsi disturbi gastrointestinali, disturbi del sonno, obesità o epilessia oltre all'ADHD [s18]. Le comorbidità possono essere di natura diversa e comprendere sia disturbi fisici che psicologici. Nel campo delle malattie mentali, si riscontrano frequentemente disturbi d'ansia, depressioni, disturbi ossessivo-compulsivi o dipendenze. L'ADHD può, ad esempio, presentarsi nel 25% fino all'81% dei casi insieme ad altre diagnosi psichiatriche [s18]. Nei disturbi ossessivo-compulsivi, le comorbidità sono altrettanto comuni, con disturbi affettivi e disturbi d'ansia che predominano [s19]. L'età e il sesso influenzano l'insorgenza delle rispettive comorbidità. Così, nei pazienti più anziani, le depressioni e le dipendenze sono più frequenti, mentre nei pazienti più giovani i disturbi d'ansia sono in primo piano [s19]. Una diagnosi approfondita è quindi importante per identificare sia l'ADHD che tutte le comorbidità presenti. Un approccio strutturato che copre vari ambiti – dalla salute fisica all'umore fino al comportamento del sonno – consente una valutazione completa. Solo in questo modo può essere elaborato un piano di trattamento individuale che tenga conto delle specifiche esigenze del paziente. Un approccio terapeutico di successo integra il trattamento di tutte le malattie presenti per migliorare in modo sostenibile la qualità della vita. Un'analisi del sonno aggiuntiva può, ad esempio, fornire informazioni preziose se si sospettano disturbi del sonno come comorbidità. Attraverso una diagnosi e un trattamento mirati delle comorbidità, i sintomi dell'ADHD possono essere meglio controllati e la prognosi complessiva migliorata.

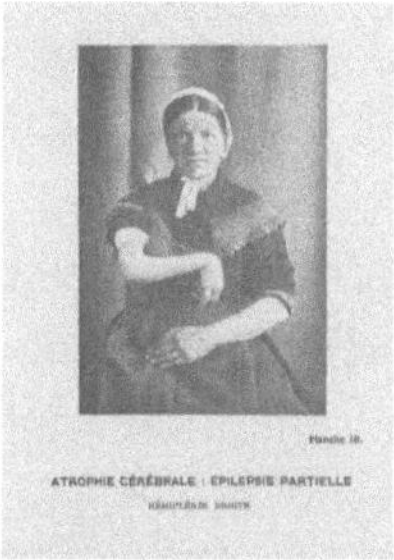

Epilessia [i7]

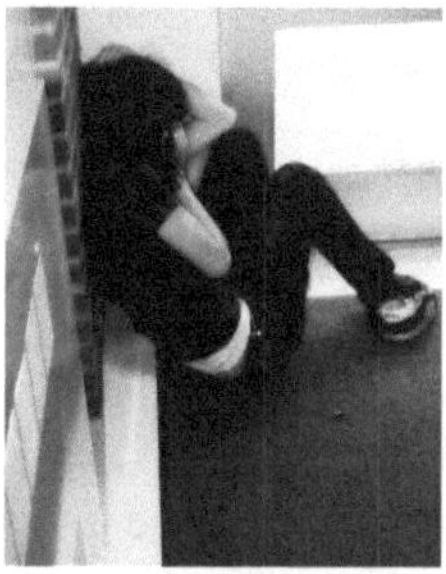

Depressione [i8]

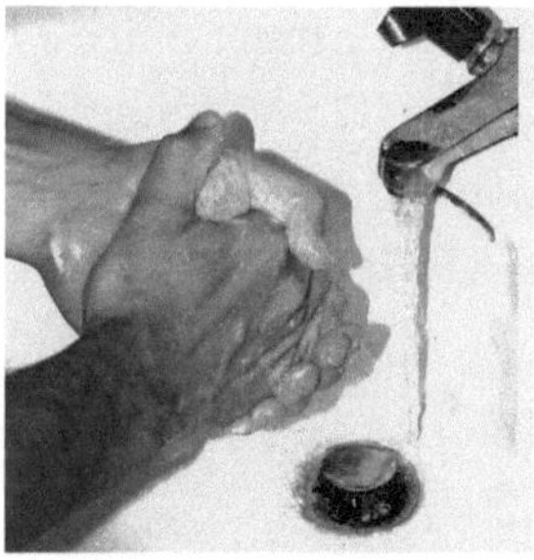

Disturbo ossessivo-compulsivo (DOC) [i9]

Utile sapere

Diagnosi

Il processo di esame e identificazione di malattie o disturbi. Nella diagnosi dell'ADHD negli adulti vengono utilizzati vari metodi, come test psicologici, interviste e raccolta della storia clinica. Una diagnosi accurata è fondamentale per distinguere l'ADHD da altre malattie e identificare le comorbidità.

Disturbi affettivi

Malattie mentali caratterizzate da alterazioni dell'umore. Tra i disturbi affettivi rientrano, tra l'altro, le depressioni e i disturbi bipolari. La presenza di disturbi affettivi come comorbidità nell'ADHD può intensificare i sintomi dell'ADHD e complicare il trattamento.

Disturbi gastrointestinali

Disturbi nel tratto gastrointestinale che possono verificarsi più frequentemente negli adulti con ADHD rispetto alla popolazione generale. La connessione esatta tra ADHD e disturbi gastrointestinali non è ancora completamente chiarita, ma si sospetta che stress, farmaci o una flora intestinale alterata possano giocare un ruolo. Il trattamento dei disturbi gastrointestinali può influenzare positivamente la qualità della vita dei pazienti con ADHD.

Comorbidità comuni dell'ADHD negli adulti

Distribuzione delle comorbidità comuni negli adulti con diagnosi di ADHD.

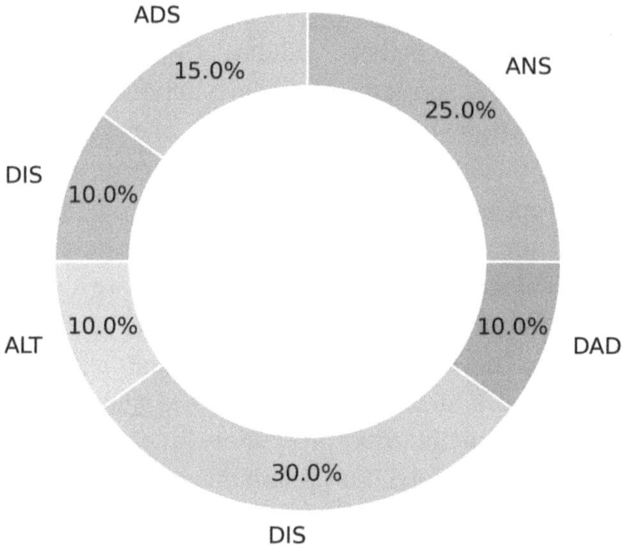

ADS: Disturbi da abuso di sostanze

ANS: Disturbi d'ansia (ad es. DAG, ansia sociale)

DIS: Disturbi dell'umore (ad es. depressione, bipolare)

ALT: Altro (ad es. disturbi del sonno, disturbi da tic)

DAD: Disturbi dell'apprendimento

Questo grafico evidenzia la significativa prevalenza di condizioni comorbili negli adulti con ADHD. I disturbi dell'umore, i disturbi d'ansia e i disturbi da abuso di sostanze rappresentano porzioni sostanziali, sottolineando l'importanza di una valutazione completa e di approcci di trattamento integrati. Sebbene i disturbi dell'apprendimento e i disturbi della personalità siano meno frequenti, hanno comunque un impatto su una percentuale notevole di individui e dovrebbero essere considerati durante la diagnosi e la pianificazione del trattamento. Riconoscere e affrontare queste comorbidità è fondamentale per migliorare il benessere generale e i risultati del trattamento.

Caratteristiche specifiche della fase di vita

L'ADHD cambia nel corso della vita. L'espressione dei sintomi varia tra le diverse fasi della vita. Mentre nell'infanzia l'iperattività e l'impulsività possono essere predominanti, nell'età adulta l'inattenzione diventa più centrale [s20]. Questo spostamento della sintomatologia non significa che le difficoltà originali scompaiano, ma che si trasformano e si adattano alla fase di vita attuale. Ad esempio, l'impulsività infantile può manifestarsi nell'età adulta come difficoltà nella regolazione emotiva o in forma di decisioni avventate. L'adattamento alla fase di vita richiede anche un adeguamento delle strategie per affrontare l'ADHD. Ciò che era utile nell'infanzia potrebbe non esserlo più nell'età adulta. Un bambino beneficia di strutture chiare e routine regolari, mentre un adulto deve sviluppare strategie flessibili per la autoregolazione per far fronte alle esigenze della vita professionale e familiare. Sebbene i criteri diagnostici per l'ADHD, originariamente concepiti per i bambini, siano validi anche per gli adulti, molti soggetti colpiti sperimentano una gamma più ampia di sintomi che vanno oltre i criteri classici [s20]. Questa sintomatologia ampliata può complicare la diagnosi e richiede un approccio differenziato. Gli adulti con ADHD spesso segnalano problemi in aree come la gestione del tempo, l'organizzazione e la pianificazione, che non sono esplicitamente elencati nei criteri diagnostici, ma che possono comunque compromettere significativamente la qualità della vita. Per soddisfare le esigenze individuali, il trattamento dell'ADHD negli adulti dovrebbe quindi andare oltre la terapia farmacologica e includere supporto psicosociale e misure terapeutiche [s20]. Queste possono includere strategie per la gestione dello stress, lo sviluppo di competenze sociali o il miglioramento della regolazione emotiva. Il passaggio dalla psichiatria infantile e adolescenziale alla psichiatria per adulti è una fase particolarmente delicata [s20]. Molti soggetti colpiti perdono in questo periodo il contatto con l'assistenza

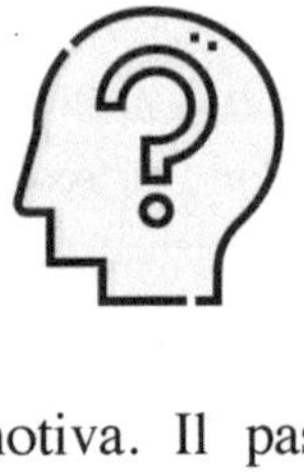

medica, il che può portare a un peggioramento della sintomatologia. Un passaggio fluido e una continuità delle cure sono quindi fondamentali per garantire la stabilità a lungo termine e il benessere dei soggetti colpiti. La creazione precoce di strategie di coping e lo sviluppo di un sistema di supporto individuale possono contribuire a gestire con successo le sfide della vita adulta.

Utile sapere

Autoregolazione

La capacità di controllare i propri pensieri, sentimenti e azioni. Difficoltà con l'autoregolazione possono portare negli adulti con ADHD a problemi con il controllo degli impulsi, la pianificazione e l'organizzazione, nonché la motivazione.

Inattenzione

Compromette la concentrazione e la capacità di attenzione. Negli adulti con ADHD, questo può portare a problemi sul lavoro, nello studio o nella vita quotidiana.

Iperattività

Può manifestarsi negli adulti con ADHD, ad esempio, come inquietudine interiore o irrequietezza e porta a difficoltà nel rimanere calmi in situazioni sociali.

Regolazione emotiva

La capacità di riconoscere, comprendere e esprimere adeguatamente le emozioni. Difficoltà in quest'area possono portare negli adulti con ADHD a forti sbalzi d'umore, scoppi d'ira o ipersensibilità.

Supporto psicosociale

Comprende varie misure volte a promuovere la salute mentale e sociale delle persone con ADHD. Esempi includono psicoterapia, coaching, gruppi di autoaiuto e supporto nell'ambiente lavorativo o privato.

Gravità dei sintomi di ADHD durante la vita

La gravità dei sintomi di ADHD cambia con l'età.

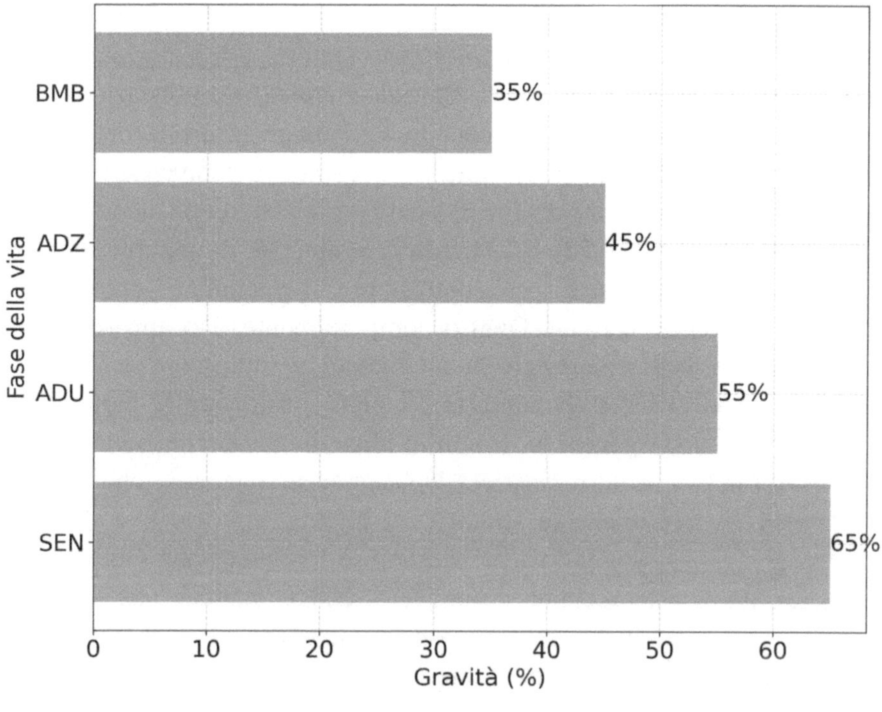

ADU: Età adulta

ADZ: Adolescenza

BMB: Bambini

SEN: Anziani

Questo grafico rappresenta visivamente come la prominenza di certi sintomi di ADHD può cambiare nel corso della vita. L'iperattività e l'impulsività tendono ad essere più pronunciate nell'infanzia, mentre la disattenzione e la disregolazione emotiva possono diventare più significative nell'adolescenza e nell'età adulta. Il diverso impatto sottolinea la necessità di strategie diagnostiche e terapeutiche appropriate all'età.

Particolarità specifiche di genere

Le differenze di genere influenzano la manifestazione e il decorso dell'ADHD. Sebbene i criteri diagnostici siano validi per tutti i generi, nella pratica si osservano variazioni nell'aspetto. Le donne con ADHD sviluppano più frequentemente sintomi internalizzanti come ansia e depressione, mentre negli uomini dominano più spesso sintomi esternalizzanti, come impulsività e iperattività [s21]. Questa diversa manifestazione può portare a una diagnosi meno frequente o a diagnosi errate dell'ADHD nelle donne. Le donne spesso imparano presto a compensare le loro difficoltà attraverso comportamenti adattivi, il che rende ulteriormente difficile la diagnosi [s22] [s21]. Un esempio è la pianificazione e l'organizzazione eccessive per contrastare l'inquietudine interna e le difficoltà di concentrazione. Questo comportamento può apparire come una forza esterna e nascondere la problematica sottostante dell'ADHD. Per una terapia efficace, è quindi importante considerare le particolarità di genere e condurre una diagnosi che vada oltre i criteri classici. Un'anamnesi accurata, che includa anche le strategie di coping individuali e il carico soggettivo dei sintomi, è fondamentale. Gli approcci terapeutici dovrebbero essere adattati alle esigenze specifiche della persona e includere, oltre al trattamento farmacologico, anche misure psicoterapeutiche come l'apprendimento di strategie per la regolazione delle emozioni o la gestione del perfezionismo. Un approccio sensibile al genere nella diagnosi e nella terapia contribuisce a migliorare la qualità della vita di donne e uomini con ADHD in egual misura.

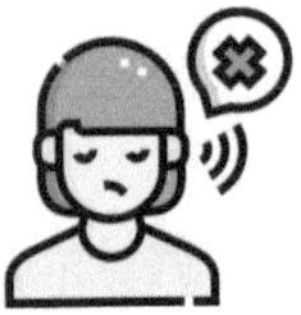

Utile sapere

Regolazione delle emozioni

La regolazione delle emozioni descrive la capacità di percepire, comprendere e gestire adeguatamente le proprie emozioni. Le difficoltà nella regolazione delle emozioni sono una caratteristica comune dell'ADHD nell'età adulta e possono manifestarsi in reazioni impulsive, instabilità emotiva o difficoltà nella gestione dello stress. L'apprendimento di strategie per la regolazione delle emozioni è quindi una parte importante della terapia.

Sintomi esternalizzanti

I sintomi esternalizzanti nell'ADHD nell'età adulta si riferiscono a comportamenti rivolti verso l'esterno come impulsività, iperattività, aggressività o bassa tolleranza alla frustrazione. Questi sintomi sono spesso direttamente osservabili e possono portare a conflitti nell'ambiente sociale e professionale.

Sintomi internalizzanti

I sintomi internalizzanti nell'ADHD nell'età adulta sono processi emotivi e cognitivi rivolti verso l'interno, che possono manifestarsi ad esempio sotto forma di ansia, depressione, ritiro sociale o disturbi psicosomatici. Spesso sono più difficili da riconoscere rispetto ai sintomi esternalizzanti e possono portare a diagnosi errate o a una diagnosi ritardata dell'ADHD.

Presentazione dei sintomi di ADHD per genere

Differenze sintomatiche negli adulti

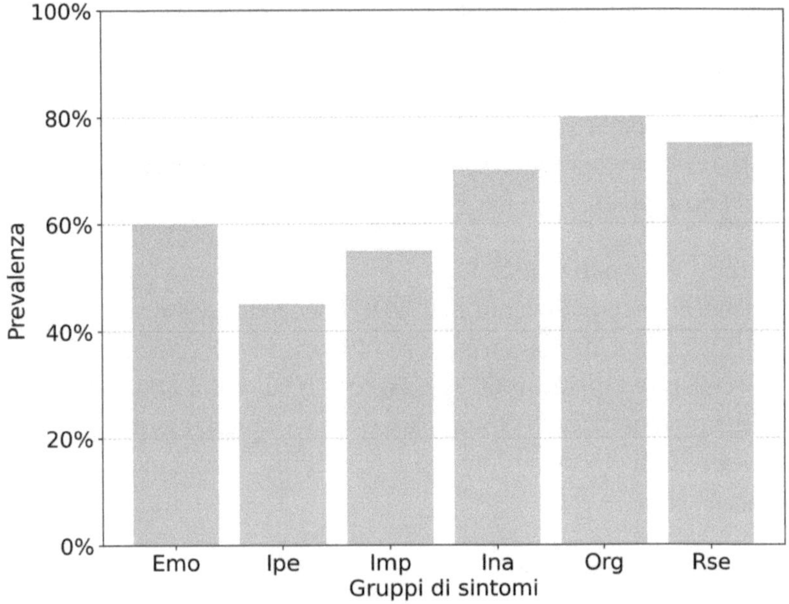

Emo: Disregolazione emotiva
Ina: Disattenzione
Org: Difficoltà di organizzazione
Imp: Impulsività
Ipe: Iperattività
Rse: Sensibilità al rifiuto

Mentre entrambi i sessi manifestano i sintomi principali dell'ADHD, questi dati suggeriscono che le donne hanno maggiori probabilità di presentare tratti di disattenzione come difficoltà di concentrazione e disorganizzazione, mentre gli uomini mostrano più frequentemente tratti iperattivo-impulsivi come irrequietezza e impulsività. La disregolazione emotiva appare prominente in entrambi, sebbene potenzialmente si manifesti in modo diverso. Ciò sottolinea l'importanza di approcci diagnostici sensibili al genere e di piani di trattamento personalizzati.

Consigli concreti

- Chiediti quale ruolo giocano le aspettative e le norme sociali nell'espressione dei tuoi sintomi.
- Esamina come la tua percezione del tempo influisce sulla tua auto-organizzazione e sul tuo comportamento di pianificazione.
- Rifletti su come le esperienze passate influenzano e, se del caso, limitano le tue attuali strategie di coping.
- Sperimenta con diversi stimoli sensoriali (ad es. musica, profumi, movimento) per promuovere la tua concentrazione e focalizzazione.
- Sviluppa un "sistema di allerta precoce" personale per situazioni che sfidano la tua regolazione emotiva.
- Utilizza i segnali corporei (ad es. tensione, battito cardiaco accelerato) come indicatori dei tuoi stati interiori e bisogni.
- Considera le presunte debolezze come potenziali punti di forza in un altro contesto.
- Cerca attivamente ambienti e attività che corrispondano ai tuoi bisogni e punti di forza individuali.
- Metti in discussione i tuoi schemi di valutazione e sviluppa un'accettazione di te stesso benevola.
- Pratica la consapevolezza per percepire e gestire in modo più consapevole i tuoi pensieri e sentimenti.
- Esplora come le tue forze individuali possono aiutarti a affrontare le sfide quotidiane.
- Sviluppa una rete di persone di supporto che comprendano e rispettino i tuoi bisogni.

Revisione - 1. Diagnostica e Autoconoscenza

Il percorso verso la consapevolezza di sé nel contesto dell'ADHD negli adulti inizia con una diagnosi approfondita e multidimensionale. Questa dovrebbe includere non solo esami medici puramente diagnostici per escludere altre cause delle difficoltà esistenti, ma anche test psicologici che valutano le funzioni cognitive, come l'attenzione e la memoria. Ricordate che i test medici come le analisi del sangue o gli EEG, sebbene importanti per escludere altre patologie, non forniscono una diagnosi di ADHD. I test psicologici, come il test di Stroop, possono invece fornire indicazioni preziose su specifici deficit cognitivi. La combinazione di risultati medici e psicologici costituisce la base per una comprensione completa della vostra situazione individuale.

Un aspetto importante della diagnosi è la documentazione dettagliata dei vostri sintomi. Qui giocano un ruolo sia i vostri disturbi attuali che le vostre esperienze infantili. Utilizzate vari strumenti, come interviste semi-strutturate e questionari di autovalutazione. Coinvolgete anche familiari o amici nel processo, poiché le loro valutazioni esterne possono offrire prospettive preziose sui vostri comportamenti. Tenete presente che l'ADHD si manifesta spesso in modo diverso nelle donne rispetto agli uomini e che i sintomi possono cambiare nel corso della vita. Pertanto, prestare particolare attenzione a eventuali peculiarità di genere e alle vostre strategie di coping individuali che potreste aver sviluppato nel tempo per compensare i vostri sintomi.

In aggiunta ai procedimenti diagnostici professionali, potete contribuire attivamente alla consapevolezza di voi stessi. Ad esempio, tenete un diario dei sintomi per comprendere meglio i vostri schemi comportamentali e i loro fattori scatenanti. Annotate la frequenza, la durata e l'intensità dei vostri sintomi, nonché problemi associati come disturbi del sonno o sbalzi d'umore. L'osservazione sistematica di sé può essere supportata da esercizi di consapevolezza che vi aiutano a percepire in modo più consapevole i vostri pensieri, sentimenti e sensazioni corporee. Confrontate le vostre osservazioni con le valutazioni esterne di persone del vostro ambiente, per ottenere un quadro il più oggettivo possibile. Questo processo iterativo di auto-riflessione e scambio con gli altri può fornirvi indicazioni preziose sui vostri punti di forza e di debolezza.

Affrontare le possibili comorbidità è altrettanto essenziale. L'ADHD si presenta spesso in combinazione con altre malattie mentali o fisiche che possono influenzare il decorso e il trattamento dell'ADHD. Pertanto, prestare attenzione ai segni di disturbi d'ansia, depressione o altri problemi di salute e discuterli con il vostro medico o terapeuta. Una diagnosi completa di tutte le malattie esistenti è la condizione necessaria per un piano di trattamento individuale e di successo. Il percorso verso la consapevolezza di sé e una migliore gestione dell'ADHD può essere impegnativo, ma ne vale la pena. Con gli strumenti giusti e un approccio aperto, potete riconoscere i vostri punti di forza, affrontare le vostre sfide e migliorare in modo sostenibile la vostra qualità di vita.

2. Integrazione Professionale

Perché le persone con ADHD spesso faticano a esprimere appieno il loro potenziale professionale? La vita lavorativa presenta sfide particolari per i soggetti interessati, dalla strutturazione dei compiti all'interazione con superiori e colleghi. Tuttavia, con le giuste strategie e un ambiente di lavoro adeguato, è possibile sfruttare in modo mirato i punti di forza delle persone con ADHD. La creazione di una vita professionale produttiva dipende da vari fattori che si influenzano reciprocamente. In questo capitolo mostriamo percorsi concreti su come riuscire a conciliare le peculiarità legate all'ADHD con le esigenze professionali.

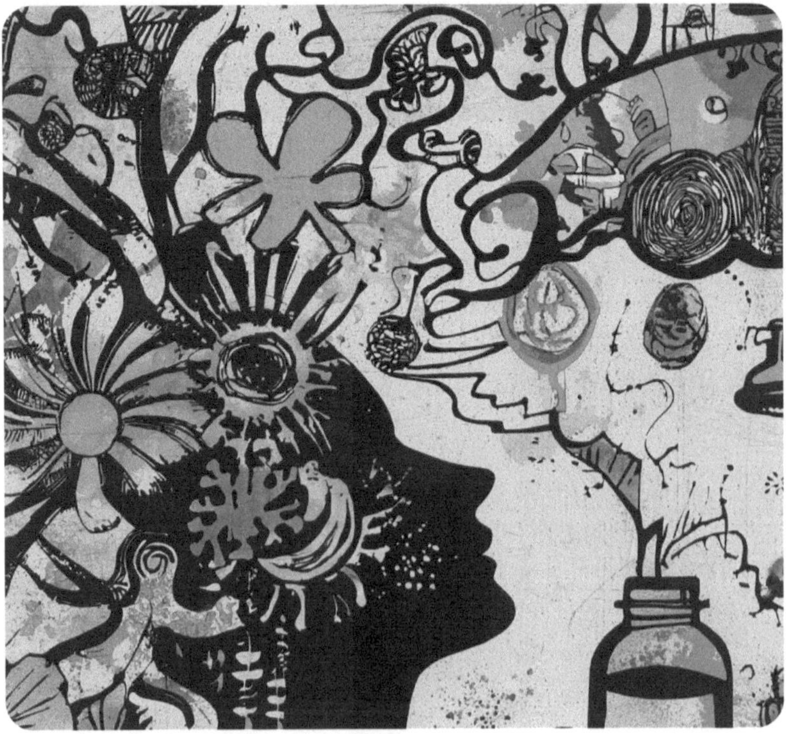

2. 1 Organizzazione del posto di lavoro

Una progettazione ottimale del posto di lavoro è essenziale per il successo professionale degli adulti con ADHD. Essa influisce in modo significativo sulla concentrazione, sulla produttività e sul benessere. Sfide come le distrazioni, le carenze organizzative e le difficoltà nella pianificazione del tempo compromettono la vita lavorativa. Questo capitolo tratta i principali aspetti della strutturazione spaziale e temporale, nonché strategie per minimizzare le distrazioni. Un posto di lavoro ben organizzato e una routine quotidiana strutturata creano la base per un lavoro concentrato e produttivo. Dalla riduzione degli stimoli sensoriali all'ottimizzazione dei flussi di lavoro digitali: qui troverete approcci concreti per un adattamento individuale del vostro ambiente di lavoro. Scoprite come trasformare il vostro posto di lavoro in una fonte di produttività e soddisfazione.

Un ambiente di lavoro efficacemente progettato per adulti con ADHD integra l'organizzazione spaziale, la strutturazione temporale e la minimizzazione delle distrazioni, al fine di promuovere la concentrazione e la produttività.

Organizzazione spaziale

Un posto di lavoro ben organizzato può migliorare notevolmente la concentrazione e la produttività. Crea un area di lavoro dedicata, priva di distrazioni come televisori, console di gioco o oggetti personali [s23]. Questa area dovrebbe essere utilizzata esclusivamente per il lavoro, per creare una chiara separazione tra lavoro e tempo libero. Anche all'interno dell'area di lavoro, l'ordine è importante. Una scrivania ordinata, con solo i materiali attualmente necessari, minimizza le distrazioni visive e facilita la concentrazione. Strumenti di organizzazione come cassetti, portadocumenti e portapenne aiutano a organizzare i materiali in modo sistematico e a trovarli rapidamente. In questo modo si evita di cercare a lungo, il che interrompe il flusso di lavoro e disturba la concentrazione. Considera se un carrello mobile per documenti che non sono necessari costantemente potrebbe essere utile. Un sistema efficace per gestire calendari e liste di attività è anche essenziale [s23]. I calendari digitali offrono la possibilità di visualizzare appuntamenti e compiti e di impostare promemoria. Indizi visivi come contrassegni colorati o simboli possono ulteriormente aumentare la chiarezza e attirare l'attenzione su appuntamenti importanti. Inoltre, le liste di attività, sia digitali che analogiche, possono aiutare a mantenere il controllo sui compiti in sospeso e a stabilire priorità. Per ottimizzare ulteriormente la

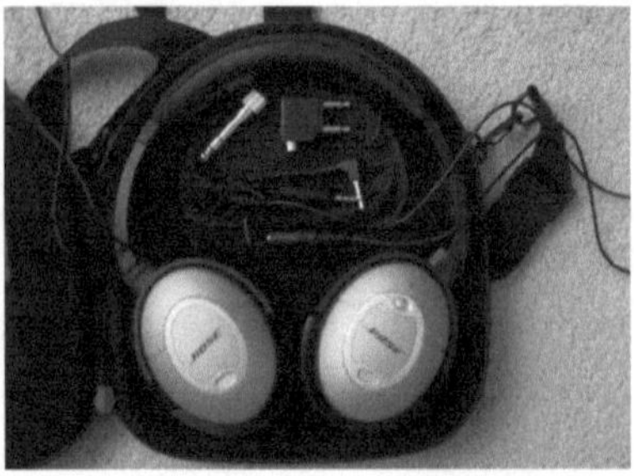

Cuffie antirumore [i10]

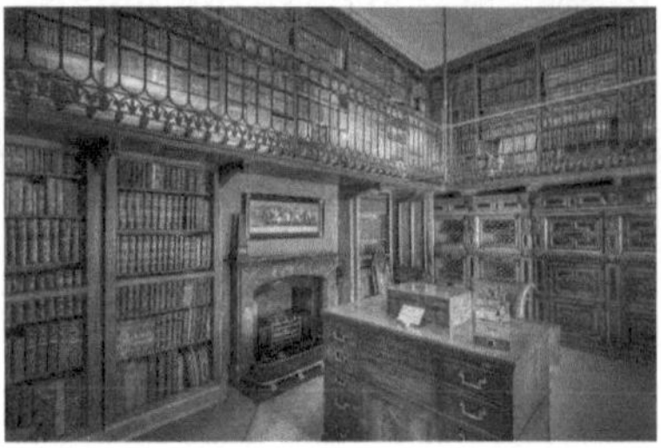

Scrivania [i11]

concentrazione, puoi ridurre le distrazioni esterne stabilendo posti fissi per oggetti importanti come chiavi, cellulare o portafoglio [s23]. In questo modo eviti ricerche inutili e risparmi tempo ed energia. Oltre all'organizzazione degli oggetti fisici, è importante anche ridurre le distrazioni sensoriali [s24]. Cuffie antirumore possono ad esempio attenuare i rumori fastidiosi e così favorire la concentrazione. Anche la creazione di una sala riunioni privata può essere utile per consentire un lavoro ininterrotto. L'adattamento dell'ambiente di lavoro alle esigenze individuali può essere supportato da una progettazione flessibile del posto di lavoro, come l'uso di schermi doppi o scrivanie regolabili in altezza [s24]. Le scrivanie regolabili in altezza consentono di alternare tra seduti e in piedi, promuovendo così l'attività fisica e la circolazione, il che può avere un effetto positivo sulla concentrazione.

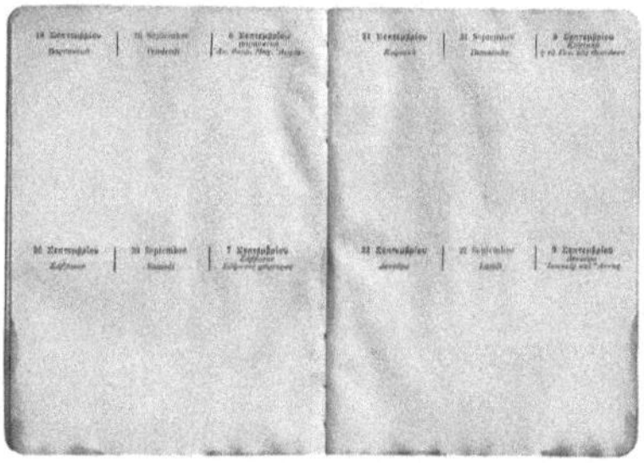

Calendario [i12]

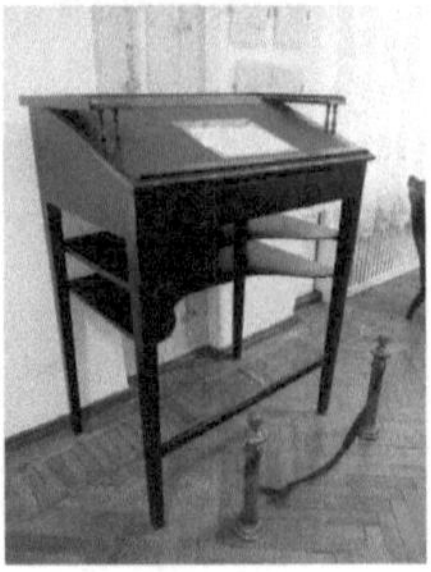

Scrivania in piedi [i13]

Utile sapere

Area di lavoro

Un'area di lavoro chiaramente definita aiuta gli adulti con ADHD a concentrarsi meglio sui loro compiti e a separare lavoro e tempo libero. Questo può aumentare la concentrazione e la produttività.

Cuffie antirumore

Le cuffie antirumore possono aiutare a attenuare i rumori fastidiosi e così favorire la concentrazione degli adulti con ADHD, in particolare in ambienti d'ufficio rumorosi.

Distrazioni sensoriali

Le distrazioni sensoriali come rumore, luce intensa o odori forti possono essere particolarmente fastidiose per gli adulti con ADHD. Ridurre queste distrazioni può migliorare notevolmente la concentrazione e il benessere sul posto di lavoro.

Scrivanie regolabili in altezza

Le scrivanie regolabili in altezza promuovono il movimento e possono aiutare gli adulti con ADHD a canalizzare la loro energia e migliorare la concentrazione. L'alternanza tra seduti e in piedi può anche prevenire disturbi fisici.

Organizzazione dello Spazio di Lavoro per Adulti con ADHD

Rappresentazione visiva di una configurazione ideale dello spazio di lavoro per la gestione dell'ADHD.

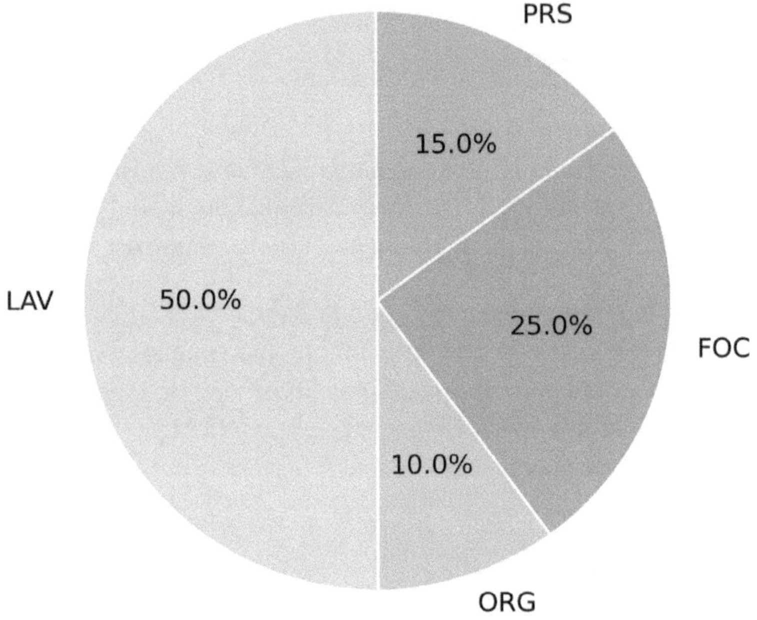

FOC: Area di Focus (Senza distrazioni)

LAV: Area di Lavoro (Area attività principale)

ORG: Organizzazione e Archiviazione

PRS: Pausa e Ricarica

Questo grafico sottolinea l'importanza di uno spazio di lavoro strutturato per gli adulti con ADHD. La porzione più grande dedicata all'"Area di Lavoro" evidenzia la necessità di un'area chiara e designata per ridurre al minimo le distrazioni. L'"Area di Focus" sottolinea la necessità di uno spazio separato per le attività che richiedono una profonda concentrazione. Sebbene più piccole, le aree "Pausa e Ricarica" e "Organizzazione e Archiviazione" sono cruciali rispettivamente per mantenere l'energia e gestire il potenziale disordine. Questo approccio equilibrato mira a massimizzare la produttività e ridurre al minimo il sovraccarico.

Strutturazione temporale

La strutturazione temporale è particolarmente rilevante per le persone con ADHD nella vita lavorativa quotidiana. Difficoltà nella pianificazione del tempo, nella stima delle durate e nell'organizzazione dei compiti possono compromettere la produttività e il benessere [s25]. Una giornata lavorativa strutturata con finestre temporali chiare per diverse attività crea orientamento e riduce lo stress. È utile suddividere la giornata in unità più piccole e gestibili e stabilire limiti di tempo realistici per i singoli compiti. Ad esempio, una giornata lavorativa può essere suddivisa in blocchi di 30 o 60 minuti, dedicati ciascuno a un'attività specifica. Anche le pause dovrebbero essere pianificate in modo fisso per prevenire l'affaticamento mentale e mantenere la concentrazione. I calendari digitali e le liste di attività possono facilitare la pianificazione e l'organizzazione, aiutando a mantenere il controllo su appuntamenti e scadenze. Inoltre, metodi come la tecnica del Pomodoro, che struttura i tempi di lavoro e di pausa in alternanza di 25 e 5 minuti, offrono un modo efficace per lavorare in modo concentrato e integrare al contempo fasi di recupero regolari. Poiché la percezione del tempo è spesso compromessa nell'ADHD [s25], è consigliabile utilizzare timer visivi o segnali acustici per percepire meglio gli intervalli di tempo e supportare il rispetto dei tempi pianificati. I programmi di allenamento cognitivo, specificamente orientati al miglioramento

della gestione del tempo, possono essere anch'essi utili [s25]. Inoltre, strategie della terapia cognitivo-comportamentale (TCC), come quelle insegnate in alcuni programmi [s26], possono promuovere la strutturazione temporale. In questo contesto, i partecipanti imparano, tra l'altro, a dare priorità ai compiti, a stabilire obiettivi realistici e a pianificare efficacemente il proprio flusso di lavoro [s26]. Riconoscere anche la propria ottimale durata di attenzione e adattare l'organizzazione del lavoro di conseguenza sono componenti importanti di tali programmi [s26]. Combinando diversi metodi e tecniche, è possibile migliorare la strutturazione temporale nella vita lavorativa quotidiana e aumentare la produttività.

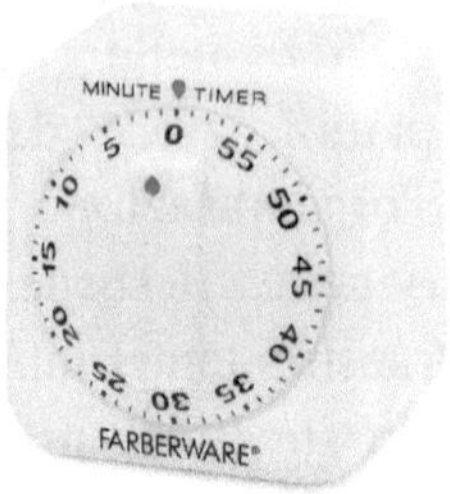

Timer [i14]

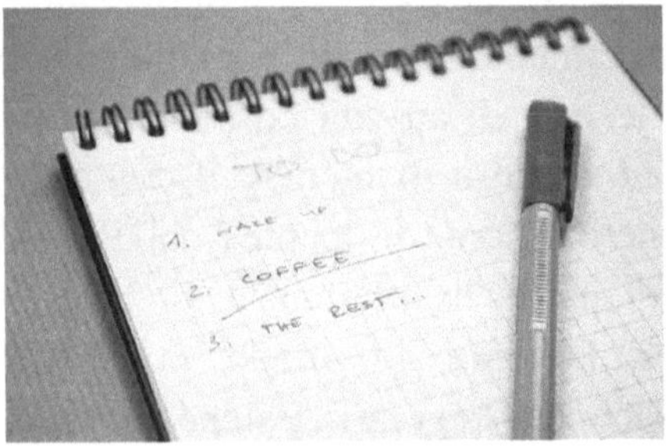

Lista delle attività [i15]

Fluttuazione della produttività durante il giorno (ADHD)

Illustra le variazioni tipiche della produttività per gli adulti con ADHD durante una giornata lavorativa.

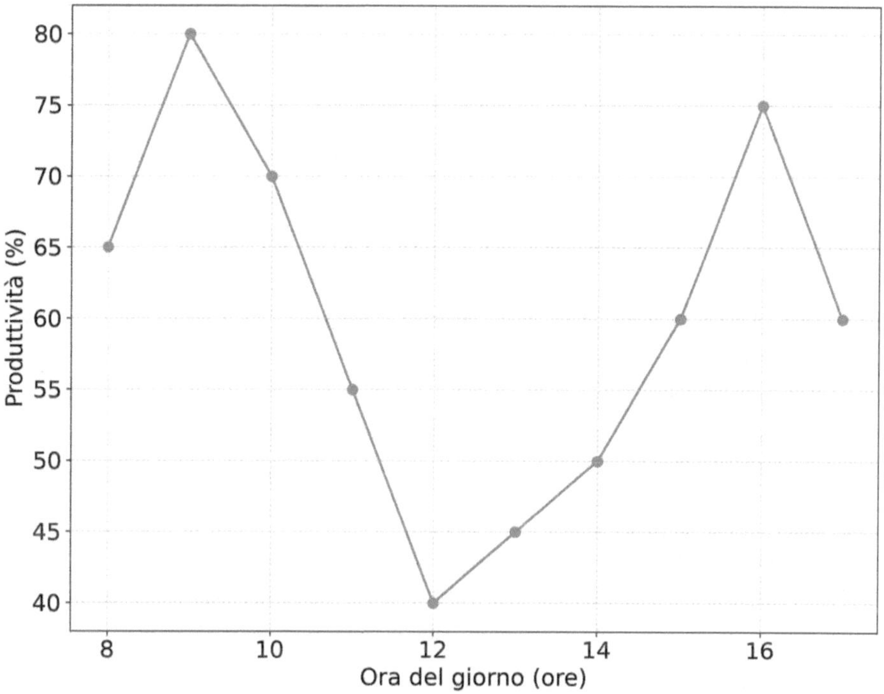

Questo grafico illustra un modello comune per gli individui con ADHD, mostrando picchi e cali di produttività. L'impennata iniziale può rappresentare l'iperfocus, seguito da un calo dovuto alla diminuzione dell'attenzione e al potenziale cambio di attività. L'aumento a fine giornata potrebbe essere attribuito alla pressione delle scadenze o a un rinnovato senso di urgenza. Strategie efficaci per la gestione dell'ADHD spesso comportano la strutturazione della giornata lavorativa per sfruttare i momenti di massima produttività e mitigare l'impatto dei periodi meno produttivi.

Minimizzazione delle distrazioni

Minimizzare le distrazioni: Per poter lavorare in modo concentrato, è essenziale ridurre le distrazioni, sia visive che acustiche. Un'area di lavoro dedicata, priva di fattori di disturbo come oggetti personali o dispositivi di intrattenimento, favorisce la concentrazione. L'ordine sul posto di lavoro gioca un ruolo cruciale. Una scrivania ordinata con solo i materiali attualmente necessari minimizza gli stimoli visivi che possono distrarre dall'essenziale. Inoltre, la creazione di uno spazio di lavoro chiuso, simile a un ufficio a celle, può migliorare la concentrazione, poiché riduce il rumore e le distrazioni visive che si verificano frequentemente negli spazi di lavoro aperti [s27]. Un ambiente tranquillo e delimitato può aumentare la produttività fino al 14%. Anche la progettazione consapevole dell'ambiente acustico contribuisce alla capacità di concentrazione. Le persone sensibili ai rumori possono, ad esempio, trarre beneficio da laermschutzkopfhoerer o tappi per le orecchie per minimizzare i rumori ambientali fastidiosi. La scelta e l'adattamento corretto della sedia da ufficio influenzano anch'essi la capacità di concentrazione. Una sedia ergonomica, la cui altezza e superficie del sedile possono essere adattate individualmente, promuove una postura sana e previene le tensioni muscolari [s28]. Evitare disagi fisici supporta ulteriormente la concentrazione. Corsi per l'uso ottimale delle regolazioni della sedia massimizzano i benefici ergonomici e contribuiscono indirettamente alla minimizzazione delle distrazioni [s28]. Oltre alle distrazioni fisiche, anche le fonti di disturbo digitali giocano un ruolo. Le notifiche e-mail, gli aggiornamenti sui social media o i pop-up di messaggi interrompono il flusso di lavoro e disturbano la concentrazione. Pertanto, è consigliabile disattivare queste notifiche durante le fasi di lavoro concentrato o chiudere i programmi corrispondenti. Un ambiente di lavoro digitale ordinato, con archiviazione dei file chiara e un sistema efficace di gestione delle attività, contribuisce anch'esso alla

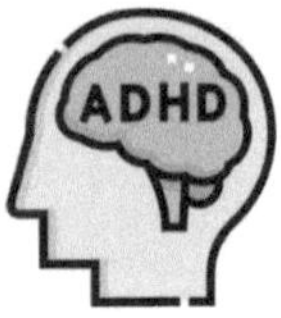

riduzione delle distrazioni digitali. Ad esempio, l'uso di organizer per desktop o l'implementazione del metodo "Inbox-Zero" per le e-mail può aiutare a mantenere l'ambiente digitale ordinato e privo di distrazioni. La progettazione consapevole dell'ambiente di lavoro, sia fisico che digitale, contribuisce in modo significativo a migliorare la capacità di concentrazione e, di conseguenza, a incrementare la produttività.

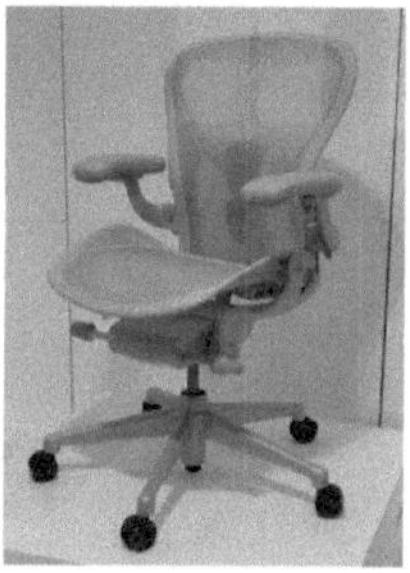

Sedia ergonomica [i16]

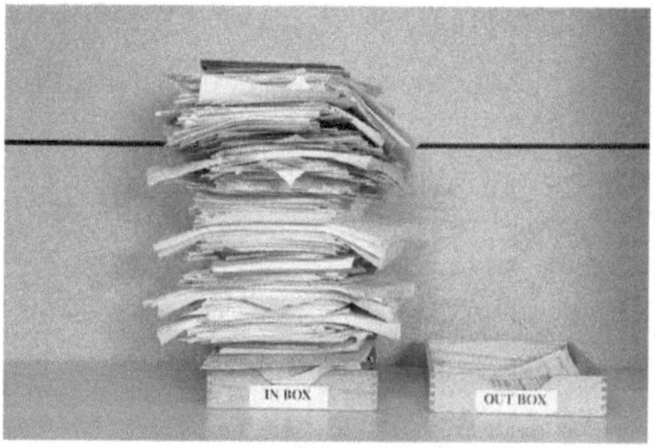

Inbox Zero [i17]

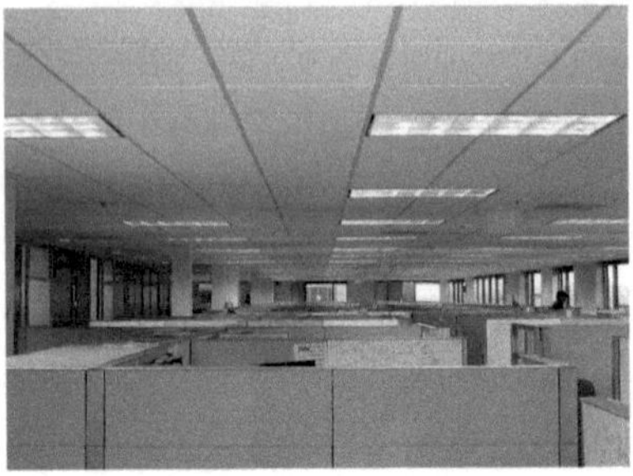

Ufficio a cubicoli [i18]

Utile sapere

Inbox-Zero

Il metodo "Inbox-Zero" mira a mantenere la casella di posta elettronica vuota. Questo può aiutare gli adulti con ADHD a minimizzare le distrazioni digitali e mantenere il controllo sulle attività in sospeso.

Ergonomico

Una sedia ergonomica è adattata alla forma del corpo e supporta una postura sana. Questo può prevenire dolori alla schiena e tensioni muscolari, che possono ulteriormente compromettere la concentrazione negli adulti con ADHD.

Ufficio a celle

Un ufficio a celle è un ufficio singolo separato da pareti da altri posti di lavoro, creando così un'atmosfera di lavoro tranquilla e concentrata per gli adulti con ADHD, che reagiscono particolarmente in modo sensibile alle interruzioni.

Distrazioni sul posto di lavoro

Frequenza delle distrazioni sul posto di lavoro per gli adulti con ADHD.

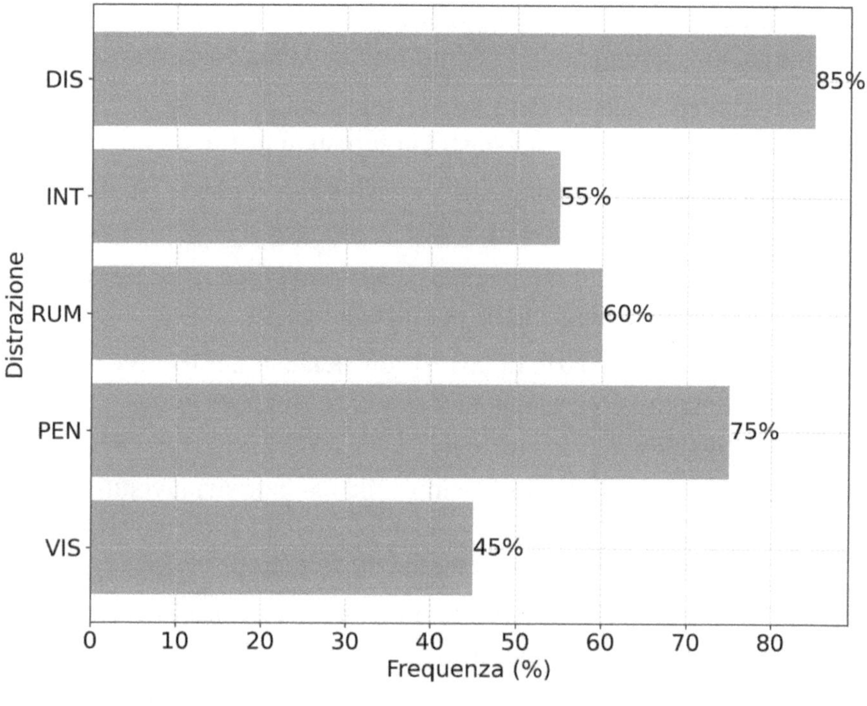

DIS: Pensieri interni

INT: Interruzioni

PEN: Tecnologia

RUM: Rumore

VIS: Disordine visivo

Il disordine visivo e le interruzioni sono fonti significative di distrazione, evidenziando la necessità di spazi di lavoro organizzati e strategie per ridurre al minimo le interruzioni. Sebbene il rumore possa essere di disturbo, il suo impatto è relativamente inferiore rispetto alle distrazioni visive e interpersonali. Affrontare queste aree chiave può migliorare significativamente la concentrazione e la produttività.

Consigli concreti

- Posiziona il tuo posto di lavoro in direzione di un muro vuoto o di una finestra per minimizzare le distrazioni visive.
- Utilizza piante per strutturare visivamente il tuo spazio di lavoro e creare un'atmosfera rilassante.
- Sperimenta con diverse fonti di luce (ad esempio, lampade a luce diurna, luce dimmerabile) per ottimizzare la tua concentrazione.
- Stabilisci una "scatola dei tesori" o uno scaffale per oggetti personali, in modo da mantenere la scrivania libera.
- Crea un sistema di organizzazione visiva con etichette colorate o simboli per i tuoi archivi e cartelle.
- Utilizza strumenti di organizzazione insoliti come mensole per spezie o lavagne magnetiche per piccoli oggetti.
- Arricchisci il tuo spazio di lavoro con elementi tattili come una pallina antistress o pasta da modellare, per favorire la tua concentrazione.
- Integra brevi pause di movimento nella tua giornata lavorativa, ad esempio utilizzando una scrivania regolabile in altezza o alzandoti regolarmente per fare brevi esercizi di stretching.
- Stabilisci con i colleghi orari fissi per lavorare senza interruzioni e comunica il tuo bisogno di tranquillità.
- Utilizza una clessidra come timer visivo per suddividere il tuo tempo di lavoro e rispettare le pause.
- Appendi immagini o citazioni ispiratrici nel tuo spazio di lavoro che ti motivino e influenzino positivamente il tuo umore.
- Crea rituali per l'inizio e la fine del lavoro, per garantire una chiara separazione tra lavoro e tempo libero.

2. 2 Comunicazione nell'ambiente di lavoro

Una comunicazione efficace sul posto di lavoro è importante per tutti, ma per gli adulti con ADHD è particolarmente cruciale. Le difficoltà nei colloqui con i superiori, nel lavoro di squadra o nella gestione dei conflitti possono essere amplificate da sfide specifiche dell'ADHD, come l'impulsività o una sensibilità aumentata. Questo può portare a malintesi, frustrazione e conflitti che compromettono l'integrazione professionale. Continua a leggere per scoprire come affrontare queste sfide e realizzare il tuo pieno potenziale nella carriera.

La comunicazione aperta riguardo all'ADHD sul posto di lavoro, sia con i superiori che all'interno del team, riduce i malintesi, promuove la comprensione e consente lo sviluppo congiunto di strategie per un ambiente di lavoro produttivo e di supporto.

Colloqui con i superiori

I colloqui con i superiori sono inevitabili nella vita lavorativa e possono presentare difficoltà particolari per le persone con ADHD. La critica, spesso parte di tali colloqui, può essere percepita in modo più intenso a causa della maggiore sensibilità associata all'ADHD e avere un impatto negativo sull'autostima [s29]. Non è tanto la critica in sé, quanto il modo in cui viene formulata a fare la differenza. Se la critica si concentra sulla persona ("Lei è distratto"), risulta più negativa rispetto a una critica sul processo ("Questo compito richiede maggiore concentrazione"). Un feedback orientato al processo offre inoltre punti concreti per il miglioramento. Il supporto da parte di colleghi o superiori può attenuare gli effetti negativi della critica [s29]. Invece di nascondere i sintomi dell'ADHD, una comunicazione aperta con il superiore riguardo alla diagnosi e ai suoi effetti sulle prestazioni lavorative può essere utile [s30]. Ciò consente di evitare malintesi e sviluppare insieme strategie per promuovere la produttività. In questo colloquio, è possibile affrontare anche l'implementazione di strategie per la gestione dello stress o orari di lavoro più flessibili [s30]. Una tale comunicazione aperta contribuisce a ridurre la stigmatizzazione e a creare un ambiente di lavoro di supporto.

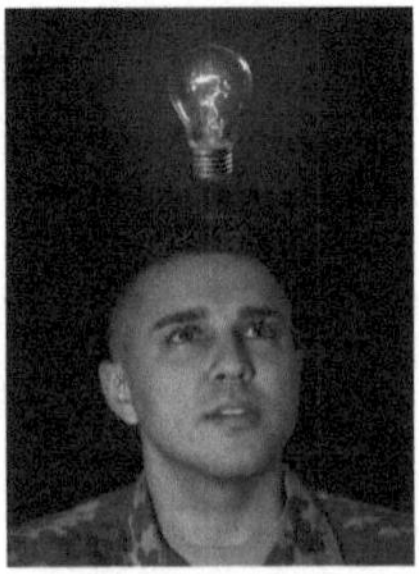

Produttività [i19]

Utile sapere

Feedback orientato al processo

Negli adulti con ADHD, il feedback orientato al processo, che si concentra sul modo di lavorare piuttosto che sulla persona, può aumentare la motivazione e consentire miglioramenti costruttivi. Ciò evita le attribuzioni di colpa e sposta l'attenzione su passi concreti da intraprendere.

Stigmatizzazione

La stigmatizzazione sul posto di lavoro può portare le persone con ADHD a isolamento sociale e paura di rivelare la diagnosi. Una comunicazione aperta e l'educazione possono contribuire a ridurre i pregiudizi e a creare un ambiente di lavoro inclusivo.

Sfide della comunicazione sul posto di lavoro

Frequenza e stile di comunicazione con i supervisori

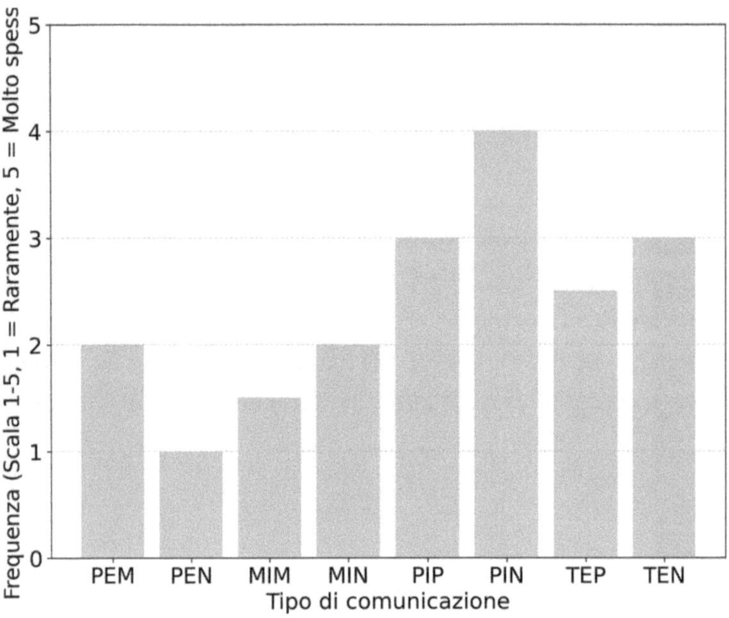

MIM: Messaggio istantaneo, programmato	MIN: Messaggio istantaneo, non programmato
PEM: Email, programmata	PEN: Email, non programmata
PIN: Di persona, non programmato	PIP: Di persona, programmato
TEN: Telefono, non programmato	TEP: Telefono, programmato

Questo grafico evidenzia i diversi modelli di comunicazione tra i dipendenti con ADHD e i loro supervisori. Le diverse frequenze e preferenze per i diversi metodi di comunicazione suggeriscono la necessità di flessibilità e comprensione sul posto di lavoro. La prevalenza di conversazioni non programmate può indicare difficoltà di pianificazione o impulsività, mentre la minore frequenza di comunicazione via email potrebbe essere attribuita a difficoltà di espressione scritta o di organizzazione. La dipendenza relativamente elevata dalle discussioni di persona sottolinea l'importanza di una comunicazione chiara e diretta per questo gruppo.

Collaborazione nel team

Il lavoro di squadra rappresenta una situazione particolare per molte persone con ADHD, poiché la dinamica e l'interazione richieste possono comportare ulteriori esigenze per la selbstregulation [s31]. Lo scambio con colleghi che non conoscono i propri metodi di lavoro e bisogni può portare a malintesi o frustrazione. Una comunicazione aperta riguardo alla diagnosi e ai suoi effetti sulla collaborazione può alleviare questa situazione. In una riunione di team, ad esempio, si potrebbero discutere i propri punti di forza e le difficoltà nel contesto del lavoro comune. In questo modo, i colleghi possono comprendere meglio la situazione e adattare la loro comunicazione e interazione – ad esempio suddividendo compiti complessi in passaggi più piccoli o utilizzando aiuti visivi per strutturare i progetti. Questo approccio trasparente all'ADHD sul posto di lavoro promuove la comprensione e riduce potenziali conflitti. Attraverso l'elaborazione congiunta di soluzioni, si crea un'atmosfera di lavoro inclusiva in cui tutti i membri del team possono esprimere il loro pieno potenziale [s32]. Un approccio multidisciplinare, che considera le prospettive di diversi settori come la psicologia e la gestione delle risorse umane, può supportare lo sviluppo di strategie efficaci per il lavoro di squadra [s32]. In questo modo, possono essere trovate specifiche modifiche sul posto di lavoro che promuovono i punti di forza dei dipendenti con ADHD e allo stesso tempo minimizzano le loro difficoltà. La collaborazione con un ergoterapeuta può, ad esempio, aiutare a progettare il posto di lavoro in modo da supportare la concentrazione e l'organizzazione.

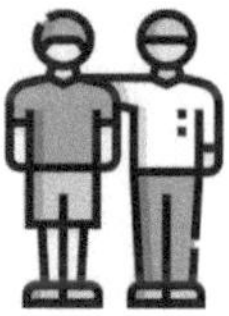

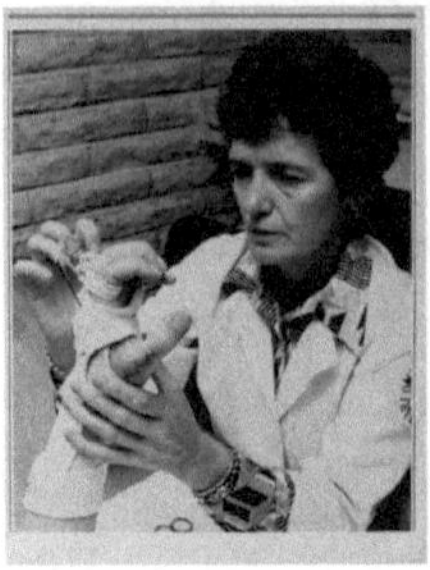

Terapista occupazionale [i20]

Utile sapere

Approccio multidisciplinare

Include la collaborazione di diversi professionisti per sviluppare una comprensione completa delle sfide dell'ADHD nell'ambiente di lavoro e per elaborare soluzioni individuali. Questo può includere, ad esempio, la collaborazione tra psicologi, medici, ergoterapeuti e responsabili delle risorse umane per garantire il miglior supporto possibile per il dipendente interessato.

Ergoterapeuta

Un ergoterapeuta supporta le persone nell'eseguire compiti e attività quotidiane nonostante le limitazioni. Nel contesto dell'ADHD nell'ambiente di lavoro, un ergoterapeuta può fornire raccomandazioni per l'adattamento del posto di lavoro, il miglioramento dell'organizzazione del lavoro e l'uso di ausili per aumentare la concentrazione e la produttività.

Interazione di Squadra e ADHD

Impatto della qualità e frequenza di interazione sul lavoro di squadra per adulti con ADHD.

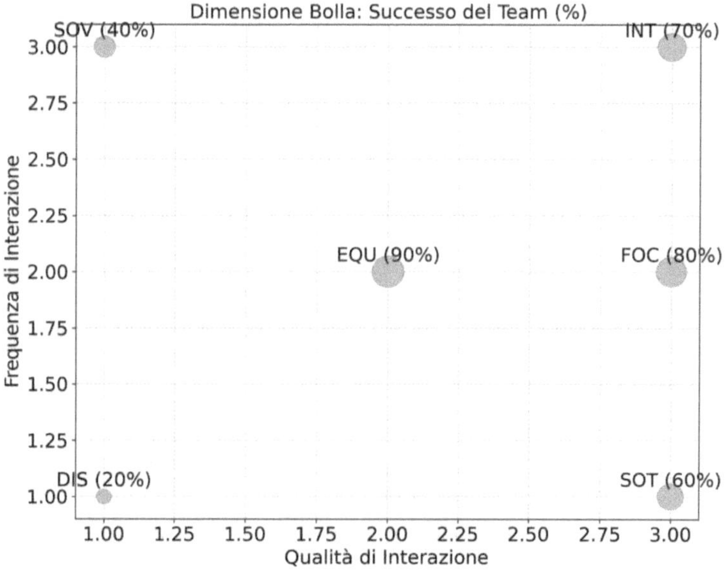

Blasengröße: Successo del Team (%)

DIS: Disimpegnato	EQU: Equilibrato
FOC: Focalizzato	INT: Intenso
SOT: Sottoutilizzato	SOV: Sovraccarico

Un'elevata frequenza di interazione non è sempre positiva; combinata con una bassa qualità, può portare a frustrazione e inefficienza (ad esempio, riunioni eccessive e improduttive). Al contrario, una frequenza moderata abbinata a interazioni di alta qualità (comunicazione mirata e chiara) spesso produce i migliori risultati. Una bassa frequenza con bassa qualità suggerisce disimpegno e richiede attenzione. Gli sforzi dovrebbero concentrarsi sul miglioramento della qualità dell'interazione, anche se la frequenza rimane moderata. Per le persone con ADHD, programmi chiari, riunioni strutturate e una comunicazione concisa sono fondamentali per massimizzare l'efficacia del lavoro di squadra.

Gestione dei conflitti

I conflitti sul posto di lavoro sono inevitabili e possono rappresentare un onere particolare per i dipendenti con ADHD a causa della loro possibile maggiore impulsività e sensibilità [s33]. In situazioni tese, è importante evitare reazioni impulsive e prestare attenzione a una comunicazione ponderata. Ciò significa, tra l'altro, ascoltare attivamente l'interlocutore e comprendere la sua prospettiva prima di reagire. Ad esempio, invece di andare subito in difesa quando viene espressa una critica, può essere utile chiedere prima cosa si intende esattamente e quali comportamenti specifici sono alla base della critica. In questo modo, si possono chiarire malintesi e lavorare insieme a soluzioni. Una comunicazione calma e obiettiva contribuisce a de-escalare la situazione e a consentire una risoluzione costruttiva dei conflitti. Può essere utile anche prendere appunti in anticipo su conversazioni potenzialmente difficili con colleghi o superiori e strutturare i propri argomenti. Questo offre maggiore sicurezza e aiuta a mantenere la visione d'insieme durante la conversazione. Questa misura preparatoria può ridurre il carico emotivo e promuovere la selbstregulation durante il colloquio. La psicoeducazione gioca anche un ruolo cruciale nella gestione dei conflitti [s33]. Una migliore comprensione dei propri comportamenti legati all'ADHD e delle loro conseguenze sugli altri può contribuire a riconoscere i conflitti precocemente e a reagire in modo adeguato. Attraverso l'analisi della propria diagnosi e delle difficoltà ad essa associate, si possono sviluppare strategie per agire in modo più calmo ed efficace nelle situazioni di conflitto. La consapevolezza dei fondamenti neurobiologici dell'ADHD può inoltre contribuire a rafforzare l'autostima e a evitare attribuzioni negative di sé nelle situazioni di conflitto. La consapevolezza che determinati comportamenti non sono dovuti a un fallimento personale, ma alle peculiarità neurologiche dell'ADHD, può

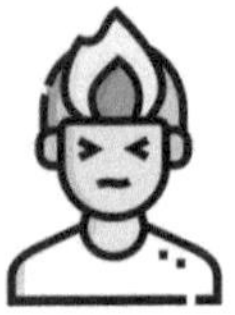

ridurre il carico emotivo nei conflitti e aumentare la disponibilità a una risoluzione costruttiva dei conflitti.

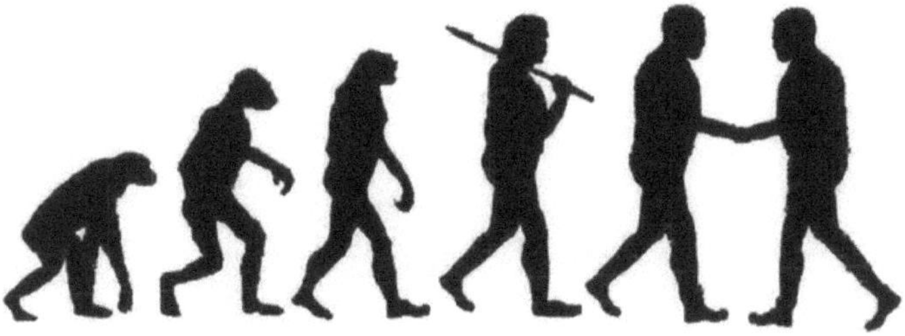

Risoluzione dei conflitti [i21]

Strategie di risoluzione dei conflitti

Distribuzione delle strategie di risoluzione dei conflitti utilizzate dagli adulti con ADHD.

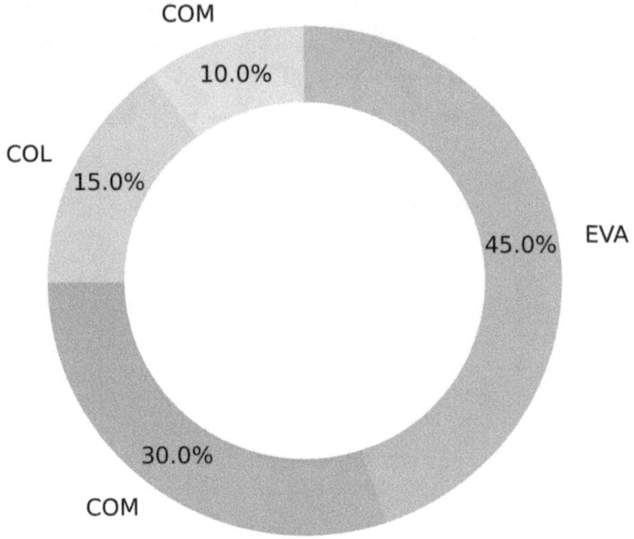

- COL: Collaborazione
- COM: Compromesso
- EVA: Evitamento

Questo grafico evidenzia la prevalenza di diversi approcci alla risoluzione dei conflitti. La predominanza dell'evitamento suggerisce una potenziale difficoltà nell'affrontare direttamente i conflitti. Mentre si utilizza il compromesso, le proporzioni inferiori di collaborazione e competizione indicano opportunità per sviluppare capacità comunicative più efficaci e assertive. Concentrarsi sulla costruzione di strategie collaborative può portare a risultati reciprocamente più vantaggiosi nelle situazioni di conflitto.

Consigli concreti

- Stabilisci con il tuo superiore incontri di feedback regolari e brevi per chiarire tempestivamente eventuali malintesi.
- Sviluppa insieme ai colleghi segnali per il bisogno di momenti di calma o fasi di concentrazione.
- Utilizza l'umorismo per alleggerire l'atmosfera durante le conversazioni e facilitare la comunicazione.
- Formula compiti e aspettative nel team per iscritto, al fine di creare chiarezza e ridurre le richieste di chiarimento.
- Chiedi ai colleghi un feedback diretto sulla tua comunicazione, per poter valutare meglio il tuo comportamento.
- Preparati per conversazioni importanti con schede di parole chiave, per mantenere il filo conduttore.
- Visualizza questioni complesse con schizzi o diagrammi, per migliorare la comprensione.
- Rifletti sul tuo comportamento comunicativo dopo le conversazioni e annota i punti di miglioramento.
- Esercitati in conversazioni difficili attraverso giochi di ruolo con persone fidate, per acquisire sicurezza.
- Sviluppa un rituale personale per la gestione dello stress prima e dopo conversazioni impegnative.
- Considera i conflitti come un'opportunità per la crescita e una migliore comprensione nel team.
- Utilizza l'energia della tua impulsività per introdurre nuove idee e approcci risolutivi.
- Concentrati sugli aspetti oggettivi nelle conversazioni e evita attacchi personali.

2. 3 Ottimizzazione delle prestazioni

ADHD influisce sulla performance lavorativa, specialmente in compiti che richiedono concentrazione e organizzazione. Questo capitolo tratta strategie pratiche per ottimizzare le prestazioni, dalla distribuzione dei compiti basata sui punti di forza a misure che favoriscono la concentrazione, fino a una gestione efficace dei progetti. Mostra come minimizzare le sfide tipiche della vita lavorativa e sfruttare al meglio le proprie capacità individuali. Scoprite come aumentare la vostra produttività e gestire con successo la vostra integrazione professionale attraverso approcci strutturati, strumenti digitali e l'adattamento dell'ambiente di lavoro. Scoprite il vostro pieno potenziale e affrontate le sfide della vita professionale con l'ADHD.

L'ottimizzazione delle prestazioni nell'ADHD avviene attraverso la combinazione di un approccio orientato ai punti di forza, flussi di lavoro strutturati e un adattamento individuale alle proprie esigenze mediante strategie e strumenti digitali.

Distribuzione dei compiti basata sui punti di forza

L'ADHD negli adulti influisce sulle prestazioni, specialmente in compiti che richiedono concentrazione e organizzazione. Una distribuzione dei compiti basata sui punti di forza aiuta a sfruttare al meglio le capacità disponibili e a minimizzare le difficoltà. Invece di concentrarsi sulle carenze, l'attenzione è rivolta alle aree in cui si è bravi. Questo aumenta la motivazione e la fiducia in se stessi, il che ha un effetto positivo sulle prestazioni complessive. [s34] Concentrandosi sui punti di forza, si possono ottenere successi che a loro volta aumentano la motivazione per ulteriori compiti. Si crea così un circolo virtuoso che può attenuare gli effetti negativi dell'ADHD sulle prestazioni. Strumenti digitali possono supportare la distribuzione dei compiti basata sui punti di forza. Le app per il calendario con funzione di promemoria aiutano a tenere traccia di appuntamenti e scadenze. Il software di gestione dei progetti consente di strutturare compiti complessi in unità più piccole e gestibili. Questi strumenti digitali possono essere personalizzati e offrono così la flessibilità spesso necessaria per chi ha ADHD. In questo modo, si può ottimizzare il proprio modo di lavorare e adattarlo ai punti di forza individuali. [s34] Ad esempio, si possono dare priorità ai compiti che corrispondono alle proprie capacità, rendendo così la vita lavorativa più efficiente. Paragonabile a un artigiano che sceglie lo strumento più adatto al suo compito, si scelgono i compiti che meglio si adattano ai propri punti di forza. Una strategia sensata è la combinazione di punti di forza e debolezze nella distribuzione dei compiti. Ad esempio, si possono pianificare compiti che richiedono alta concentrazione in blocchi di tempo in cui si è particolarmente produttivi.

Compiti più difficili possono essere combinati con quelli che risultano facili e divertenti. In questo modo, si mantiene alta la motivazione e si evita la frustrazione. L'uso di interventi digitali, come programmi di allenamento cognitivo, può mirare a promuovere le aree in cui si vede un potenziale di miglioramento, continuando a sviluppare i punti di forza esistenti. [s34] L'integrazione della comunicazione sincrona e asincrona nella terapia e nel coaching può migliorare ulteriormente l'adattamento individuale del trattamento, promuovendo così i punti di forza in modo più mirato. Le app mobili e la realtà virtuale possono aumentare ulteriormente la motivazione e l'impegno, integrando elementi ludici nel processo terapeutico. Questo porta a una migliore distribuzione dei compiti e, infine, a un aumento delle prestazioni. [s34] Grazie a una combinazione intelligente di punti di forza, strumenti digitali e una strategia individuale, è possibile ottimizzare le prestazioni nonostante l'ADHD.

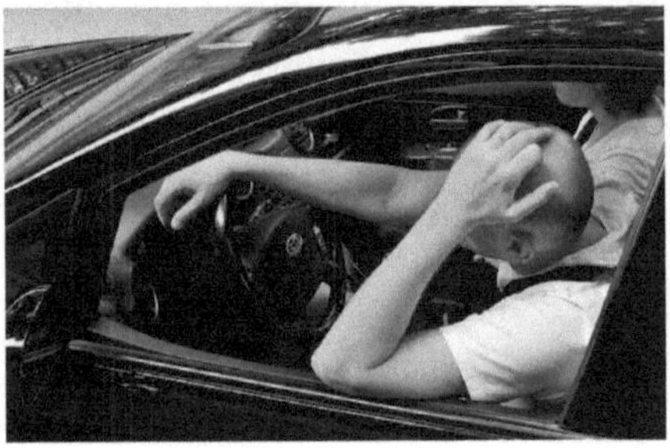

Frustrazione [i22]

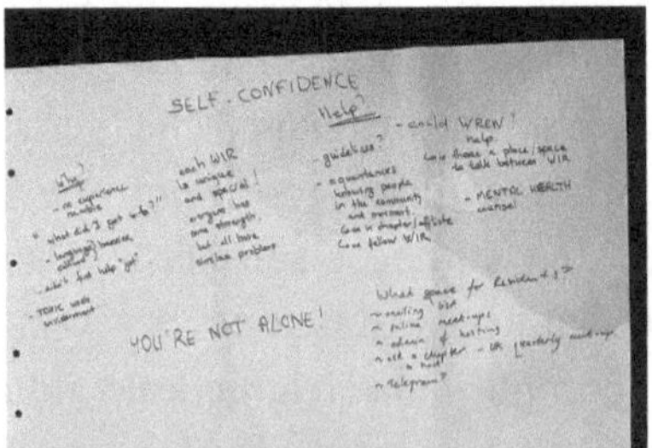

Autostima [i23]

Utile sapere

Fiducia in se stessi

Una forte fiducia in se stessi aiuta gli adulti con ADHD ad affrontare le sfide e a gestire i fallimenti. I successi, per quanto piccoli, rafforzano la fiducia in se stessi e promuovono le prestazioni. Dialoghi positivi con se stessi e la focalizzazione sui propri punti di forza possono ulteriormente sviluppare la fiducia in se stessi.

Programmi di allenamento cognitivo

I programmi di allenamento cognitivo sono esercizi appositamente sviluppati per allenare l'attenzione, la memoria e le funzioni esecutive. Questi programmi possono aiutare gli adulti con ADHD a migliorare le loro capacità cognitive e, di conseguenza, le loro prestazioni.

Realtà virtuale

La realtà virtuale può essere utilizzata nella terapia e nel coaching per simulare scenari realistici e allenare così competenze sociali o strategie di gestione dello stress. Per gli adulti con ADHD, questo può essere un metodo motivante ed efficace per apprendere nuove abilità.

Assegnazione di attività basata sui punti di forza

Impatto del tipo di attività sulle prestazioni.

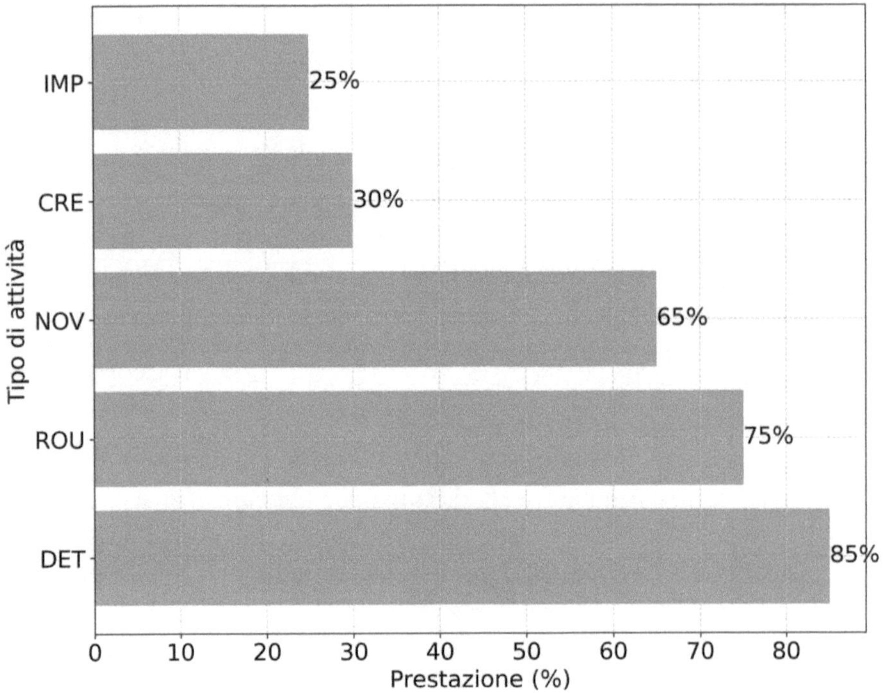

CRE: Attività creative

IMP: Attività di elevato interesse

ROU: Attività di routine

DET: Attività orientate ai dettagli

NOV: Attività nuove

Questo grafico visualizza i livelli di prestazione relativi a vari tipi di attività. Le attività di alto interesse dimostrano prestazioni significativamente maggiori. Sfruttare questi punti di forza può portare ad un aumento della produttività e della motivazione.

Misure per promuovere la concentrazione

La capacità di concentrazione può essere migliorata attraverso diverse strategie. Oltre a metodi consolidati come la terapia comportamentale e tecniche comportamentali cognitive [s35], stanno guadagnando importanza anche approcci come achtsamkeitstraining [s35]. L'addestramento alla consapevolezza promuove la percezione consapevole del momento presente, senza giudizio, e può contribuire a focalizzare meglio l'attenzione e ridurre le distrazioni. Inoltre, le terapie cognitive, che hanno mostrato effetti positivi negli adulti trattati con farmaci, possono ulteriormente aumentare le prestazioni di concentrazione [s36]. Ad esempio, un piano giornaliero strutturato, che prevede orari fissi per lavoro, pause e attività ricreative, può aiutare a mantenere il focus e stabilizzare la capacità di concentrazione nel corso della giornata. L'importanza di un sonno adeguato per le prestazioni cognitive, in particolare negli adulti con ADHD, è sottolineata da recenti risultati di ricerca [s37]. Gli studi mostrano che un aumento della sonnolenza diurna è associato a perdite di prestazioni cognitive e correlato alla gravità dei sintomi dell'ADHD [s37]. Pertanto, l'ottimizzazione del comportamento del sonno è un aspetto importante per migliorare la concentrazione. Ciò può essere raggiunto attraverso orari di sonno regolari, la creazione di un ambiente di sonno ottimale e l'astensione da bevande contenenti caffeina prima di coricarsi. L'integrazione di un diario del sonno registrato oggettivamente può aiutare a valutare la qualità del sonno individuale e apportare eventuali aggiustamenti [s37]. Oltre a questi approcci non farmacologici, la terapia farmacologica, spesso in combinazione con lo sviluppo delle competenze e la psicoterapia, gioca un ruolo importante [s35]. Vengono utilizzati diversi farmaci, la cui dosaggio e efficacia devono essere adattati individualmente. Il neurofeedback, una procedura in cui viene misurata l'attività cerebrale e restituita al paziente, offre un ulteriore promettente metodo terapeutico per migliorare la concentrazione [s35]. Sebbene siano necessarie ulteriori ricerche sull'efficacia, i primi studi indicano effetti positivi. Attraverso l'addestramento al neurofeedback, i pazienti imparano a influenzare consapevolmente la loro attività cerebrale e così

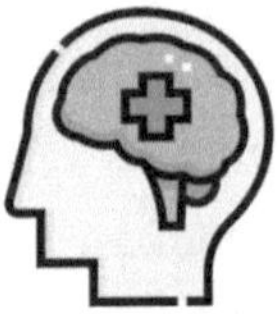

aumentare la loro capacità di concentrazione. La combinazione di diversi approcci terapeutici, chiamata multimodale, può ulteriormente migliorare i risultati del trattamento e comprende, oltre alla consulenza educativa e familiare, anche supporto individuale [s36]. Una pianificazione educativa specializzata, che affronta le difficoltà individuali, è essenziale [s36]. In generale, un piano di trattamento individuale, che considera le diverse opzioni terapeutiche e si adatta alle specifiche esigenze del paziente, è la chiave per un miglioramento efficace della capacità di concentrazione negli adulti con ADHD. In questo contesto, dovrebbero essere considerati sia approcci farmacologici che non farmacologici. Il coinvolgimento attivo del paziente nella progettazione del piano terapeutico e l'adattamento continuo ai progressi individuali sono decisivi per il successo a lungo termine.

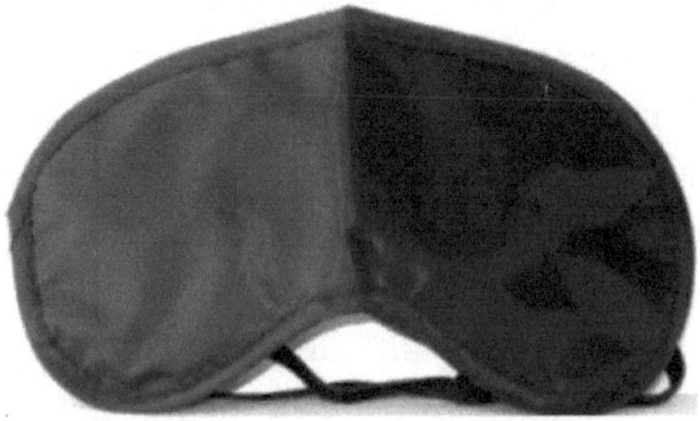

Diario del sonno [i24]

Approcci non farmacologici

Gli approcci non farmacologici per migliorare la concentrazione negli adulti con ADHD comprendono metodi come la terapia comportamentale, l'addestramento alla consapevolezza, le terapie cognitive e l'ottimizzazione del comportamento del sonno. Questi approcci mirano a migliorare la concentrazione e le prestazioni senza l'uso di farmaci.

Terapia comportamentale cognitiva

La terapia comportamentale cognitiva aiuta gli adulti con ADHD a riconoscere e modificare schemi di pensiero e comportamenti negativi che influenzano la loro concentrazione e prestazioni. Attraverso lo sviluppo di nuove strategie e meccanismi di coping, possono migliorare la loro concentrazione e raggiungere i loro obiettivi in modo più efficace.

Terapia farmacologica

La terapia farmacologica per l'ADHD in età adulta comprende l'assunzione di farmaci che possono migliorare la concentrazione e l'attenzione. La selezione e il dosaggio dei farmaci avvengono in modo individuale e in consultazione con un medico.

Efficacia delle strategie per migliorare la concentrazione

Confronto dell'efficacia di varie strategie per migliorare la concentrazione.

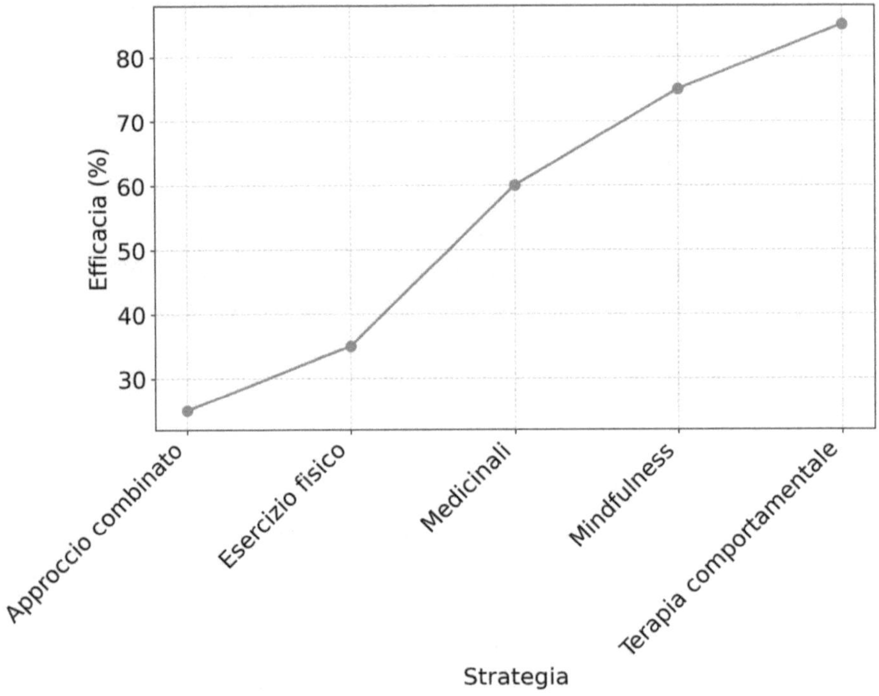

Questo grafico illustra l'efficacia relativa di diverse strategie per migliorare la concentrazione. Mentre i farmaci e la terapia comportamentale mostrano il maggiore impatto, la combinazione di più approcci sembra produrre i migliori risultati. Modifiche dello stile di vita come l'esercizio fisico e la mindfulness contribuiscono positivamente, ma sono meno efficaci se usate da sole. I dati suggeriscono che un approccio olistico, che incorpora più strategie, è più vantaggioso per la gestione delle difficoltà di attenzione.

Gestione efficace dei progetti

La gestione dei progetti offre alle persone con ADHD nella vita professionale strutture preziose. Suddividendo progetti più grandi in compiti più piccoli e gestibili, si crea un chiaro quadro d'azione. Questo riduce la sensazione di sopraffazione e promuove la concentrazione su singoli passaggi lavorativi. Una tale strutturazione aiuta a mantenere la visione d'insieme e a stabilire priorità, il che a sua volta aumenta la motivazione e il senso di realizzazione [s38]. Tra l'altro, l'uso di software di gestione dei progetti o anche semplici liste di cose da fare può facilitare l'organizzazione e la pianificazione dei progetti. Scadenze temporali per i singoli compiti creano ulteriore orientamento e aiutano a definire obiettivi realistici. La revisione regolare dei progressi e, se necessario, l'adattamento della pianificazione alla situazione reale garantiscono la flessibilità spesso necessaria per chi ha ADHD. Combinando strutture chiare, obiettivi realistici e adattamenti flessibili, è possibile ottimizzare le prestazioni nella gestione dei progetti nonostante l'ADHD [s38]. L'istituzione di routine e abitudini, come orari di lavoro fissi o pause regolari, supporta la strutturazione della vita lavorativa e contribuisce a migliorare la concentrazione e la produttività. Anche la progettazione consapevole dell'ambiente di lavoro, ad esempio riducendo le distrazioni o utilizzando strumenti visivi, può facilitare la concentrazione sui compiti in corso. L'integrazione di queste strategie nel processo di gestione dei progetti consente un adattamento individuale alle esigenze specifiche degli adulti con ADHD e contribuisce così a un miglioramento sostenibile delle prestazioni. È importante riconoscere i propri punti di forza e integrarli nel processo di gestione dei progetti.

Ad esempio, compiti creativi possono essere prioritizzati o compiti complessi suddivisi in unità più piccole e gestibili per aumentare la motivazione e il senso di realizzazione. La combinazione di flussi di lavoro strutturati con adattamenti individuali alle proprie forze e necessità è la chiave per una gestione efficace dei progetti in presenza di ADHD. La riflessione sul proprio modo di lavorare e l'ottimizzazione continua del processo di gestione dei progetti sono essenziali. Analizzando regolarmente i propri progressi e le sfide e adattando, se necessario, le strategie applicate, si può continuamente migliorare la propria capacità di prestazione e minimizzare gli effetti negativi dell'ADHD sulla vita lavorativa. La progettazione consapevole dell'ambiente di lavoro, l'integrazione di routine e l'uso di digitalen_tools sono ulteriori elementi importanti per una gestione efficace dei progetti.

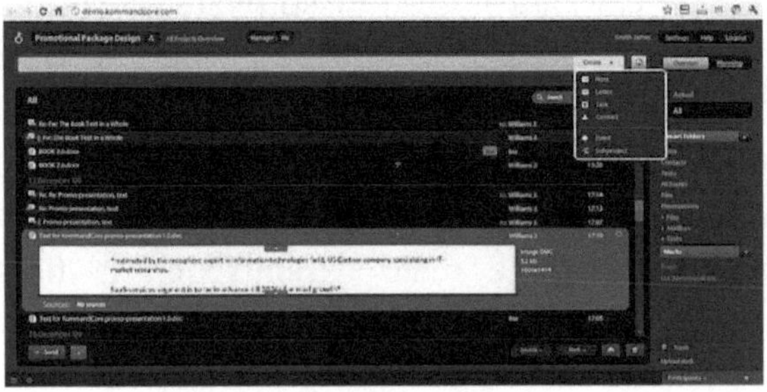

Software di gestione progetti [i25]

Utile sapere

Software di gestione dei progetti

Software specifico può facilitare notevolmente l'organizzazione e la pianificazione dei progetti, in particolare per chi ha ADHD. Funzioni come gestione delle attività, pianificazione degli appuntamenti e controllo dei progressi offrono struttura e trasparenza.

Strumenti visivi

Strumenti visivi, come diagrammi, mappe mentali o evidenziazioni colorate, possono facilitare l'elaborazione delle informazioni e l'organizzazione per gli adulti con ADHD e promuovere la concentrazione.

Distribuzione di Fase del Progetto per la Gestione dell'ADHD

Ripartizione del tempo nelle fasi del progetto di gestione dell'ADHD.

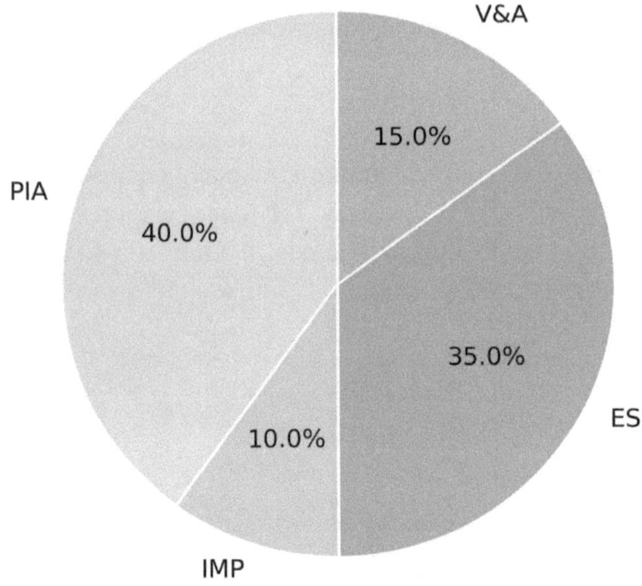

ESE: Esecuzione

IMP: Impostazione degli Obiettivi e Prioritizzazione

PIA: Pianificazione e Preparazione

V&A: Valutazione e Aggiustamento

La maggior parte del tempo è dedicata alla Pianificazione e Preparazione, sottolineando l'importanza di un approccio strutturato per le persone con ADHD. L'Esecuzione richiede una porzione significativa, evidenziando la necessità di una gestione efficiente delle attività. Sebbene la Valutazione e l'Aggiustamento e l'Impostazione degli Obiettivi e la Prioritizzazione siano minori, sono cruciali per il miglioramento continuo e l'allineamento delle azioni con gli obiettivi generali. Questa distribuzione suggerisce un approccio proattivo e iterativo alla gestione dell'ADHD nella vita quotidiana.

Consigli concreti

- Utilizza i tuoi punti di forza come trampolino di lancio per nuove aree di lavoro e amplia così il tuo profilo di competenze.
- Visualizza il tuo percorso professionale e definisci obiettivi intermedi che corrispondano alle tue capacità individuali.
- Costruisci una rete di mentori e colleghi che valorizzino i tuoi punti di forza e ti supportino nelle sfide.
- Rifletti regolarmente sul tuo modo di lavorare e identifica potenziali miglioramenti nella tua auto-organizzazione.
- Stabilisci obiettivi di performance realistici e premiati per i successi raggiunti, per aumentare la tua motivazione.
- Integra pause consapevoli e tecniche di rilassamento nella tua routine lavorativa, per rigenerare la tua capacità di concentrazione.
- Sperimenta diversi modelli di orario di lavoro e trova il ritmo che si adatta meglio a te.
- Documenta i tuoi successi e presentali al tuo superiore, per rendere visibile la tua capacità di performance.
- Sfrutta le opportunità di formazione per ampliare i tuoi punti di forza e acquisire nuove competenze.
- Sviluppa una strategia individuale per affrontare i fallimenti e considerali come opportunità di apprendimento.
- Comunica apertamente e onestamente le tue esigenze al tuo datore di lavoro, per creare insieme condizioni di lavoro ottimali.
- Cerca attivamente sfide che ti piacciono e che mettano alla prova i tuoi punti di forza.
- Rifletti sui tuoi valori professionali e trova un'attività che si allinei con i tuoi obiettivi personali.

Revisione - 2. Integrazione Professionale

Un'integrazione professionale di successo con l'ADHD richiede un approccio individuale che tenga conto dei tuoi punti di forza e offra al contempo strategie per affrontare le tue sfide. Il primo passo consiste nel creare un ambiente di lavoro che favorisca la tua concentrazione. Crea uno spazio di lavoro fisso, privo di distrazioni, che ti consenta di lavorare in modo concentrato. Rifletti su quali stimoli visivi e acustici ti disturbano e su come puoi minimizzarli. Cuffie antirumore, una scrivania ordinata e posti fissi per i tuoi oggetti personali possono offrire un supporto prezioso. Anche la progettazione ergonomica del tuo posto di lavoro, ad esempio attraverso una scrivania regolabile in altezza o una sedia comoda, può influenzare positivamente la tua concentrazione e il tuo benessere. Sperimenta diverse opzioni di design e scopri quale ambiente ti si addice di più.

Oltre all'organizzazione spaziale, la strutturazione temporale gioca un ruolo decisivo. Crea piani giornalieri e settimanali in cui riservi finestre di tempo fisse per compiti specifici. Suddividi grandi progetti in passaggi più piccoli e gestibili e stabilisci obiettivi realistici. Utilizza calendari digitali e liste di attività per mantenere il controllo e non perdere le scadenze. Tecniche come il metodo Pomodoro, in cui suddividi il tuo tempo di lavoro in intervalli di 25 minuti seguiti da brevi pause, possono aiutarti a mantenere la concentrazione e prevenire l'esaurimento. Sii flessibile e adatta la tua pianificazione alle tue esigenze individuali e al tuo stato d'animo quotidiano.

La comunicazione con colleghi e superiori può rappresentare una sfida nella vita lavorativa quotidiana. Non esitare a parlare apertamente della tua diagnosi di ADHD, se ti senti a tuo agio. Spiega al tuo ambiente quali effetti ha l'ADHD sul tuo modo di lavorare e quale supporto hai bisogno per esprimere al meglio i tuoi punti di forza. Il feedback costruttivo è importante per il tuo sviluppo professionale, ma assicurati che sia formulato in modo orientato ai processi e ti offra punti concreti per il miglioramento. Cerca di scambiare idee con colleghi e superiori per evitare malintesi e sviluppare soluzioni insieme. Una comunicazione aperta e un ambiente di lavoro comprensivo sono fondamentali per un'integrazione di successo.

L'implementazione di queste strategie può essere difficile all'inizio e richiede pazienza e perseveranza. Non scoraggiarti se non tutto riesce subito. Rifletti regolarmente sui tuoi progressi e sulle tue sfide e adatta le tue strategie se necessario. Cerca supporto da un coach, un terapeuta o un gruppo di autoaiuto. Con la giusta strategia e il supporto adeguato, puoi affrontare le sfide legate all'ADHD e raggiungere con successo i tuoi obiettivi professionali. Concentrati sui tuoi punti di forza, utilizza le risorse disponibili e gestisci attivamente e in modo autodeterminato la tua integrazione professionale. Hai il potenziale per avere successo: credi in te stesso!

3. Opzioni Terapeutiche

Cosa aiuta davvero con l'ADHD in età adulta? La ricerca del trattamento giusto assomiglia spesso a un viaggio attraverso diversi approcci e metodi terapeutici. Mentre alcune persone si affidano a percorsi di trattamento classici, altre scoprono per sé opzioni complementari o alternative. La terapia moderna per l'ADHD offre un ampio spettro di opzioni che possono essere combinate in modo individuale. In questo capitolo esploreremo insieme i principali elementi di un trattamento efficace per l'ADHD e mostreremo come trovare il percorso terapeutico ottimale per te.

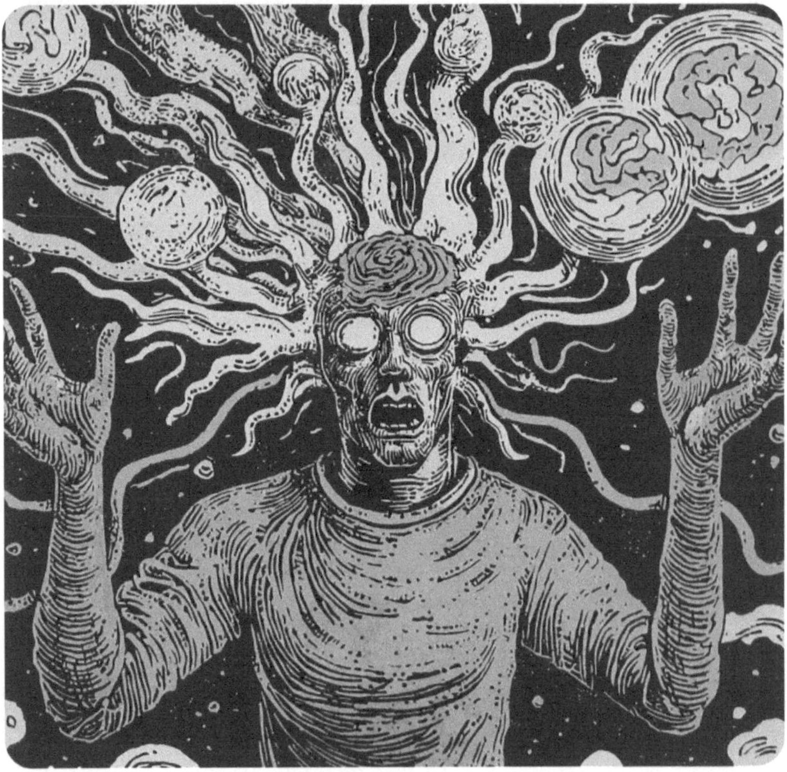

3. 1 Trattamento farmacologico

Il trattamento farmacologico offre, nell'età adulta con ADHD, l'opportunità di influenzare positivamente la concentrazione, l'attenzione e il controllo degli impulsi. Vengono utilizzati diversi gruppi di principi attivi, ciascuno con specifici meccanismi d'azione e profili di effetti collaterali. La scelta e il dosaggio corretto del farmaco sono decisivi per il successo della terapia e richiedono una ponderazione attenta dei fattori individuali. Continua a leggere per saperne di più sui diversi farmaci, sul loro utilizzo e sulla gestione dei possibili effetti collaterali, al fine di migliorare in modo sostenibile la tua qualità della vita.

Il trattamento farmacologico efficace dell'ADHD richiede un adattamento individuale del farmaco, del dosaggio e del piano di assunzione in stretta collaborazione con il medico e tenendo conto dei possibili effetti collaterali e della loro gestione.

Gruppi di principi attivi

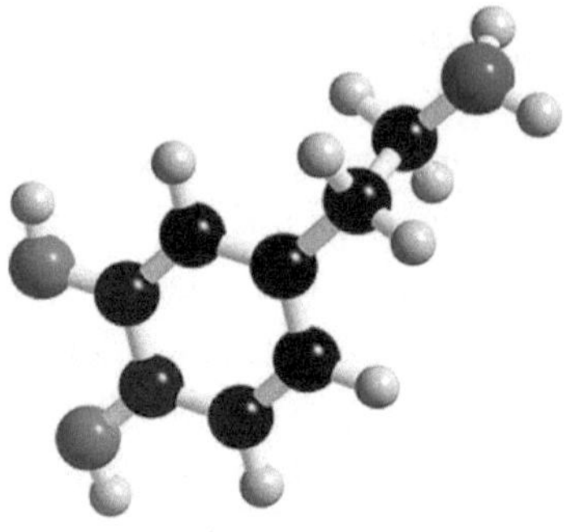
Dopamina [i26]

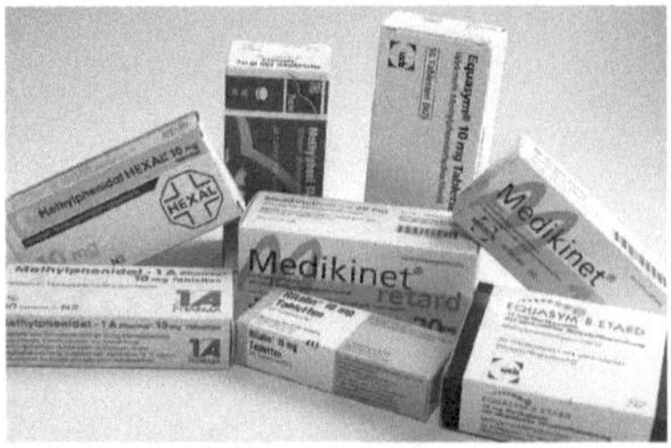

Metilfenidato [i27]

Nella terapia farmacologica dell'ADHD nell'età adulta vengono utilizzati diversi gruppi di principi attivi. In linea generale, questi possono essere suddivisi in stimolanti e non stimolanti. [s39] Gli stimolanti aumentano la vigilanza, l'attenzione e l'energia. [s40] Agiscono bloccando il riassorbimento della noradrenalina e della dopamina. [s41] Tra gli stimolanti ci sono, tra l'altro, il metilfenidato, l'amfetamina, il destroamfetamina e lisdexamfetamina. [s42] Il metilfenidato è il farmaco più comunemente prescritto. [s42] Si noti che, sebbene gli stimolanti siano sicuri sotto supervisione medica, presentano un potenziale di

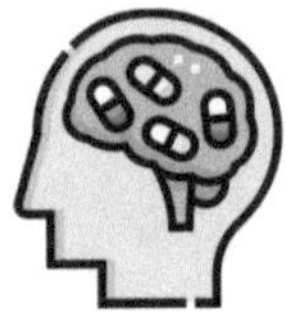

abuso e dovrebbero essere utilizzati in gravidanza solo con particolare cautela. [s40] [s43] Gli effetti collaterali possibili degli stimolanti includono insonnia, perdita di appetito, nausea, aumento della frequenza cardiaca, aumento della pressione sanguigna, mal di testa e perdita di peso. [s41] [s43] Questi effetti collaterali sono dose-dipendenti, quindi si verificano meno frequentemente a dosi più basse. [s41] Se si soffre di determinate malattie cardiovascolari, disturbi psichiatrici o dipendenze, è necessaria particolare cautela nell'assunzione di stimolanti. [s43]

I non stimolanti offrono un'alternativa quando gli stimolanti non sono tollerati o non sono sufficientemente efficaci. [s41] Atomoxetina, bupropione e guanfacina sono esempi di questo gruppo di principi attivi. [s42] [s39] L'atomoxetina inibisce il trasportatore della noradrenalina presinaptico, ma ha un'azione più lenta rispetto agli stimolanti. [s41] Anche alcuni antidepressivi e agonisti alfa-2-adrenergici possono essere utilizzati per l'ADHD, in particolare in presenza di malattie concomitanti. [s41] L'assunzione simultanea di più farmaci (polifarmacoterapia) è comune negli adulti con ADHD e aumenta con l'età. [s42] I pazienti che assumono farmaci per l'ADHD ricevono spesso ulteriori farmaci, in particolare per le vie respiratorie, il tratto gastrointestinale e il sistema cardiovascolare, ma anche farmaci psichiatrici come antipsicotici o farmaci per le dipendenze. [s42] La scelta del farmaco appropriato e la corretta dosaggio dipendono da fattori individuali e dovrebbero sempre essere effettuate in consultazione con un medico. Un controllo medico regolare è importante per verificare l'efficacia della terapia e per riconoscere e trattare eventuali effetti collaterali.

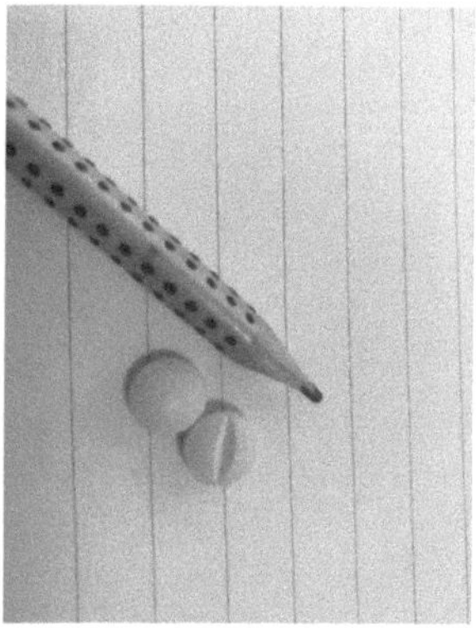

Antidepressivi [i28]

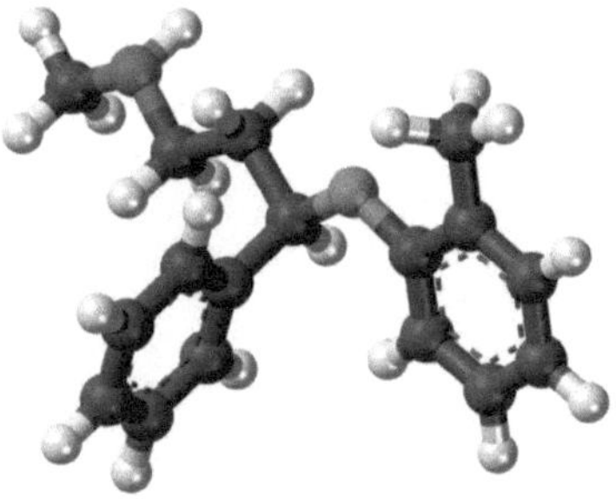

Atomoxetina [i29]

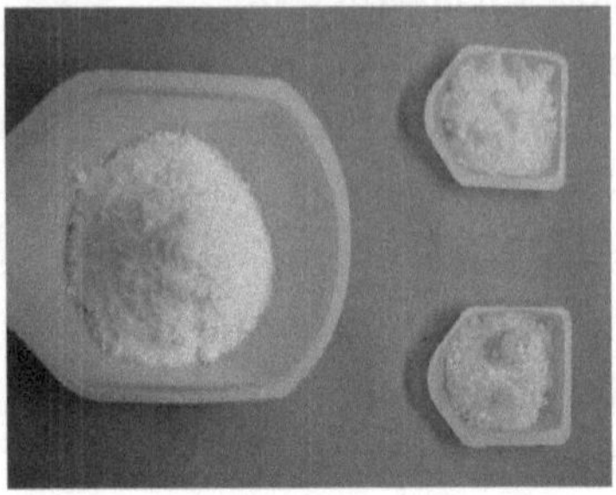

Anfetamina [i30]

Distribuzione dei farmaci per l'ADHD

Distribuzione delle classi di farmaci per l'ADHD.

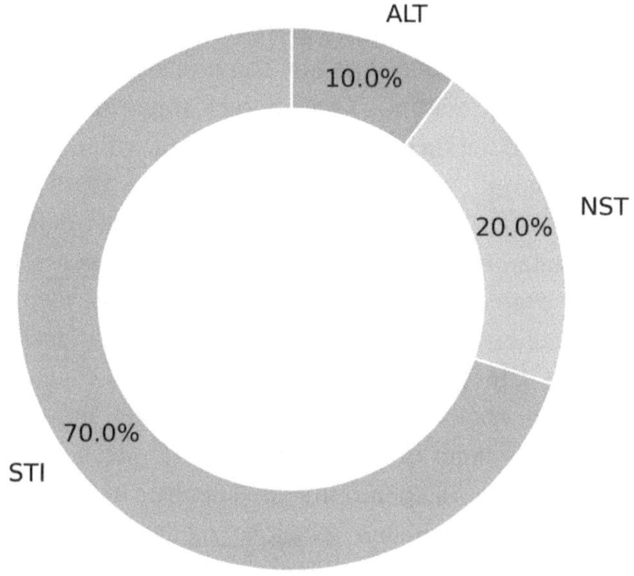

- ALT: Altri farmaci (es. agonisti alfa-2, antidepressivi)
- NST: Non stimolanti (es. atomoxetina, guanfacina)
- STI: Stimolanti (es. metilfenidato, anfetamina)

Gli stimolanti rappresentano la porzione maggiore dei farmaci per l'ADHD, evidenziandone l'uso comune. I non stimolanti offrono un'opzione di trattamento alternativa per coloro che non tollerano o non beneficiano degli stimolanti. Sebbene prescritti meno frequentemente, altri farmaci come gli agonisti alfa-2 o gli antidepressivi possono svolgere un ruolo nella gestione di specifici sintomi di ADHD o condizioni coesistenti.

Piani di assunzione

I piani di assunzione per i farmaci per l'ADHD sono individuali e dipendono da vari fattori, come il preparato scelto, la sua durata d'azione e le esigenze personali. Stimolanti a breve durata d'azione potrebbero dover essere assunti più volte al giorno per garantire un effetto uniforme durante la giornata. I preparati a lunga durata d'azione, invece, vengono spesso somministrati solo una volta al giorno, di solito al mattino. Questo può migliorare la aderenza alla terapia, poiché non è necessario pensare più volte all'assunzione del farmaco. Un piano di assunzione coerente, che si adatti al proprio ritmo quotidiano, è fondamentale per garantire il successo della terapia. [s44] Pertanto, l'assunzione mattutina può essere utile per i lavoratori, per favorire la concentrazione durante l'orario di lavoro, mentre gli studenti potrebbero beneficiare di un'assunzione prima delle fasi di studio. Lo sviluppo di un tale piano dovrebbe avvenire in consultazione con il medico e tenere conto delle circostanze di vita individuali. Stabilire congiuntamente il piano di trattamento con il medico può, secondo gli studi, aumentare la disponibilità a seguire la terapia. [s44] Ciò sottolinea l'importanza di una relazione medico-paziente collaborativa, in cui gli obiettivi e le strategie terapeutiche vengono discussi apertamente e adattati insieme. Un approccio di questo tipo può non solo migliorare l'aderenza alla terapia, ma anche la soddisfazione nei confronti del trattamento. [s44] Oltre alla pianificazione temporale, anche il modo di assunzione gioca un ruolo. Alcuni farmaci vengono assunti con liquidi, altri possono essere masticati o sciolti. È importante seguire le indicazioni specifiche nel foglietto illustrativo. Controlli medici regolari sono essenziali per verificare l'efficacia del farmaco e, se necessario, adattare il piano di assunzione. In questo modo, si possono minimizzare gli effetti indesiderati e ottenere il miglior successo terapeutico possibile.

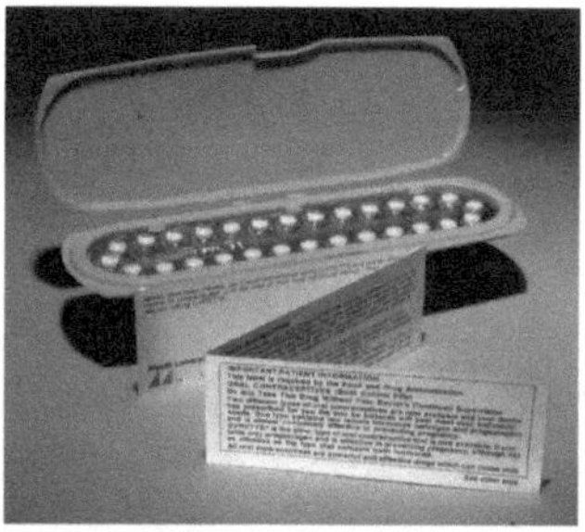

Foglietto illustrativo [i31]

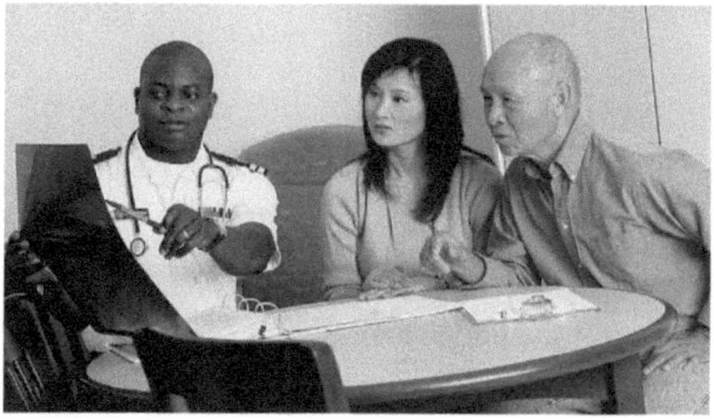

rapporto medico-paziente [i32]

Utile sapere

Aderenza alla terapia

L'aderenza alla terapia, nota anche come aderenza o compliance, si riferisce a quanto precisamente un paziente segue le istruzioni del medico riguardo all'assunzione dei farmaci. Una buona aderenza alla terapia è importante per il successo del trattamento dell'ADHD. I fattori che possono influenzare l'aderenza alla terapia includono la complessità del piano di assunzione, la comparsa di effetti collaterali e la relazione medico-paziente.

Relazione medico-paziente

La relazione medico-paziente descrive l'interazione e la comunicazione tra un medico e il suo paziente. Una relazione medico-paziente basata sulla fiducia e sull'apertura è importante per il successo del trattamento dell'ADHD. Permette al paziente di esprimere liberamente le proprie preoccupazioni e domande e al medico di adattare il trattamento in modo individuale.

Stimolanti

Gli stimolanti sono una classe di farmaci che aumentano l'attività del sistema nervoso centrale. Nell'ADHD negli adulti, possono aiutare a migliorare la concentrazione, l'attenzione e il controllo degli impulsi. È importante discutere la giusta dose e il piano di assunzione con un medico per minimizzare gli effetti collaterali.

Livello di farmaco nel tempo

Illustra la concentrazione tipica di farmaci per l'ADHD nel flusso sanguigno durante il giorno.

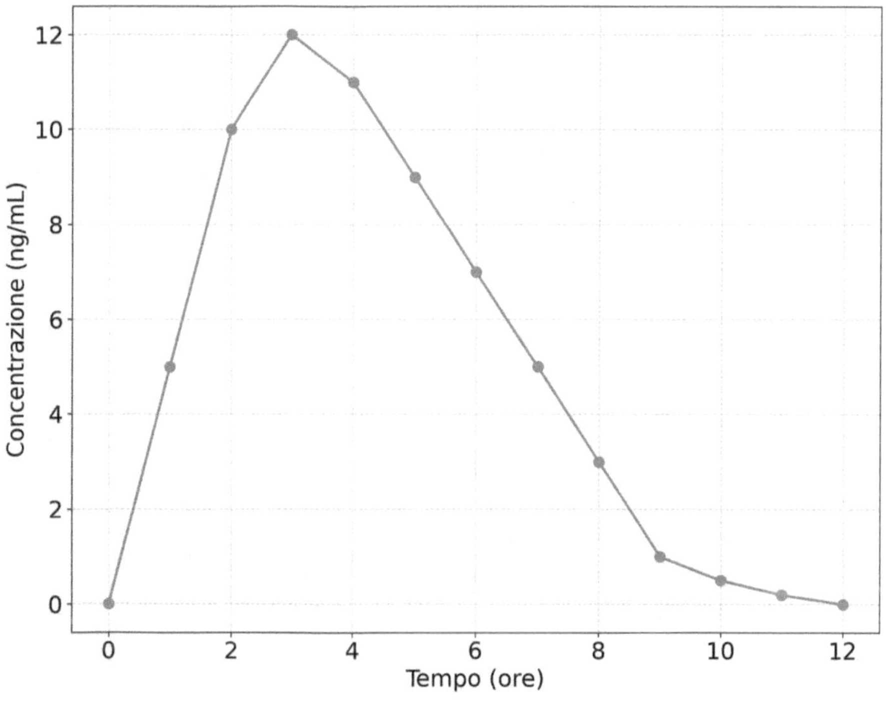

Il grafico mostra un rapido aumento della concentrazione del farmaco dopo l'assunzione, raggiungendo un picco seguito da un graduale declino. Ciò riflette il funzionamento dei farmaci stimolanti per l'ADHD, fornendo un aumento della concentrazione e dell'attenzione che diminuisce man mano che il farmaco viene metabolizzato. I tempi e la durata dell'effetto possono variare a seconda del farmaco specifico e dei fattori individuali.

Gestione degli effetti collaterali

Gli effetti collaterali dei farmaci per l'ADHD sono comuni, ma per lo più controllabili. Il profilo degli effetti collaterali varia a seconda del gruppo di principi attivi. Mentre gli stimolanti tendono a causare perdita di appetito, insonnia, mal di testa o aumento della frequenza cardiaca [s45] [s46] [s47], i non stimolanti possono provocare problemi digestivi, affaticamento o sbalzi d'umore [s48]. È importante notare che non tutti i pazienti sperimentano tutti o gli stessi effetti collaterali. L'intensità degli effetti collaterali è inoltre dose-dipendente [s45]. Se si verificano effetti collaterali, il primo passo è discuterli con il medico curante. Un aggiustamento della dose o un cambio di farmaco possono spesso risolvere il problema [s45] [s48]. Ad esempio, per gli stimolanti, una riduzione della dose o un cambiamento dell'orario di assunzione possono contrastare i disturbi del sonno [s45] [s49]. Se si verificano effetti collaterali come sbalzi d'umore con uno stimolante, si può considerare un cambio a un altro stimolante o a un non stimolante [s45]. Anche la combinazione con altri farmaci può aiutare a trattare effetti collaterali specifici [s49]. In caso di effetti collaterali persistenti o gravi, il trattamento non deve essere interrotto autonomamente [s48]. Una comunicazione aperta con

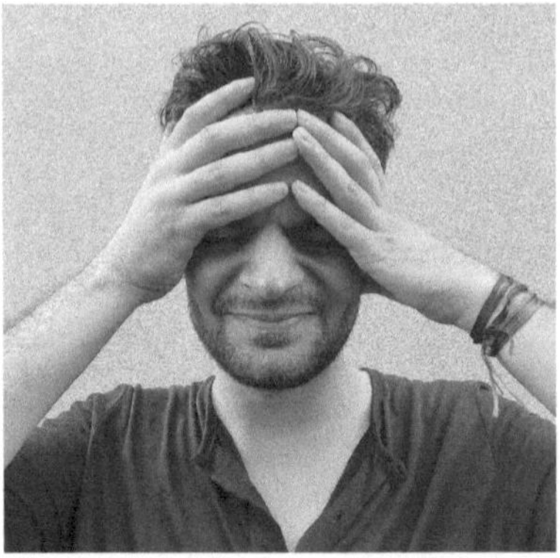

Mal di testa [i33]

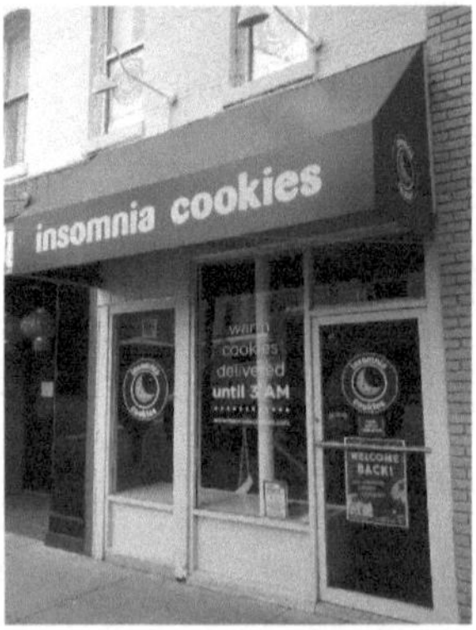

Insonnia [i34]

il medico è essenziale per trovare insieme una soluzione che garantisca il successo della terapia e allo stesso tempo consideri il benessere del paziente. Oltre al trattamento farmacologico, anche misure non farmacologiche come la psicoterapia, l'esercizio fisico e una dieta sana possono contribuire ad alleviare i sintomi dell'ADHD e a minimizzare gli effetti collaterali. Una buona igiene del sonno, che comprende orari di sonno regolari e un rituale serale rilassante, può contrastare i problemi di sonno che possono essere esacerbati dagli stimolanti [s49]. Combinando diversi approcci terapeutici, è possibile sviluppare un piano di trattamento individuale che soddisfi le esigenze del paziente. La stretta collaborazione tra medico e paziente è fondamentale per ottimizzare la terapia e migliorare la qualità della vita. Un monitoraggio continuo dei parametri vitali, dei cambiamenti comportamentali e di eventuali anomalie psichiatriche è altrettanto importante per poter reagire tempestivamente a effetti indesiderati dei farmaci [s50].

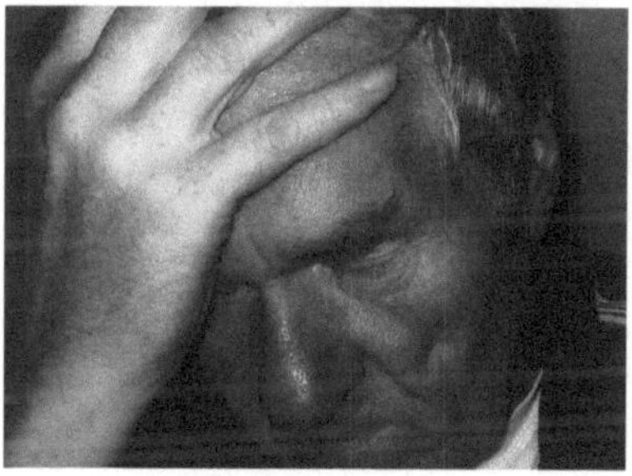

Stanchezza [i35]

Utile sapere

Anomalie psichiatriche

Comportamenti o sintomi che possono indicare una malattia mentale. Nella cura dell'ADHD, è importante prestare attenzione a possibili anomalie psichiatriche, poiché possono influenzare la terapia.

Effetti collaterali

Effetti indesiderati di un farmaco che possono verificarsi oltre all'effetto terapeutico previsto. Nei farmaci per l'ADHD, possono verificarsi effetti collaterali come perdita di appetito, disturbi del sonno o sbalzi d'umore.

Profilo degli effetti collaterali

L'insieme dei possibili effetti collaterali di un farmaco, inclusa la loro frequenza e gravità. Il profilo degli effetti collaterali è un fattore importante nella scelta del farmaco appropriato per l'ADHD.

Effetti Collaterali dei Farmaci per l'ADHD negli Adulti

Frequenza degli effetti collaterali comuni

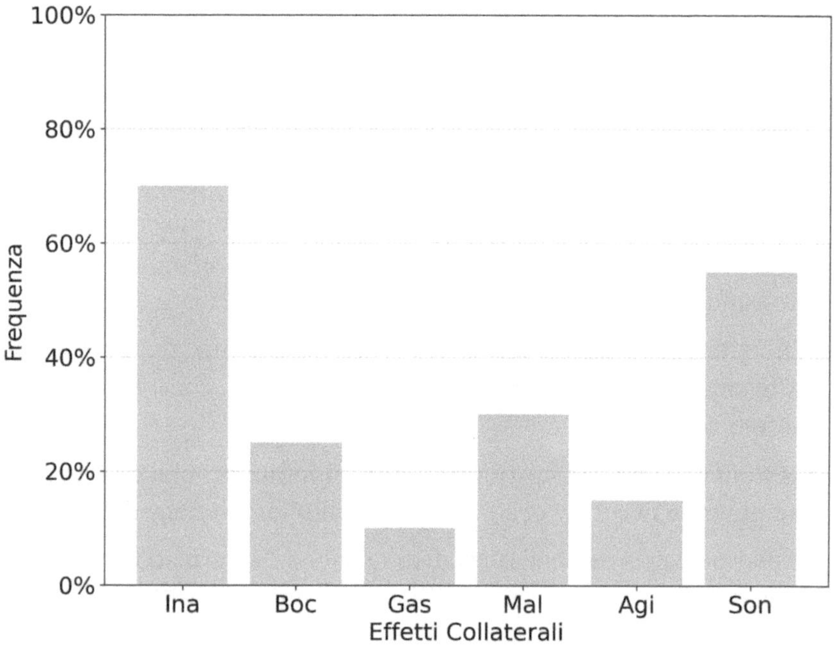

Agi: Agitazione

Boc: Bocca Secca

Gas: Problemi Gastrointestinali

Ina: Inappetenza

Mal: Mal di Testa

Son: Disturbi del Sonno

Questo grafico illustra la frequenza relativa degli effetti collaterali comuni associati ai farmaci per l'ADHD negli adulti. La soppressione dell'appetito sembra essere l'effetto collaterale più diffuso, seguito da difficoltà del sonno. Sebbene meno comuni, mal di testa e secchezza delle fauci sono ancora riscontrati da una parte notevole dei pazienti. La minore incidenza di nervosismo e problemi gastrointestinali suggerisce che questi effetti collaterali possono essere meno problematici per la maggior parte delle persone che assumono farmaci per l'ADHD. È fondamentale ricordare che le esperienze individuali possono variare e i pazienti dovrebbero consultare i propri operatori sanitari per discutere eventuali dubbi.

Consigli concreti

- Documenta l'assunzione dei tuoi farmaci, inclusi orario, dose ed effetti osservati, per riconoscere schemi.
- Crea un elenco personale degli effetti collaterali e valutalo regolarmente in base all'intensità e all'impatto.
- Discuti con il tuo medico la possibilità di cambiare farmaco all'interno della stessa classe terapeutica, se gli effetti collaterali persistono.
- Considera di utilizzare, in aggiunta alla terapia farmacologica, preparati a base di erbe come l'iperico o la valeriana, previa consultazione con il tuo medico.
- Integra esercizi di consapevolezza nella tua routine quotidiana per allenare la percezione del tuo corpo e reagire precocemente agli effetti collaterali.
- Rifletti su come l'assunzione di farmaci influisca sulla qualità del tuo sonno e, se necessario, adatta le tue abitudini di igiene del sonno.
- Sperimenta con diversi orari di assunzione del farmaco, in accordo con il tuo medico, per trovare l'efficacia ottimale per il tuo ritmo quotidiano.
- Tieni un diario alimentare per identificare possibili interazioni tra farmaci e alimenti.
- Condividi le tue esperienze con altri pazienti riguardo al trattamento farmacologico per ottenere nuove prospettive.
- Sviluppa insieme al tuo medico un piano d'emergenza per gestire effetti collaterali gravi.
- Controlla regolarmente i tuoi parametri vitali, come la pressione sanguigna e il polso, per osservare eventuali effetti dei farmaci.

3. 2 Approcci comportamentali

Approcci terapeutici comportamentali, in particolare la terapia cognitivo-comportamentale (TCC), offrono strategie efficaci per affrontare le sfide che l'ADHD comporta nella vita quotidiana e professionale. Aiutano a riconoscere e sostituire schemi di comportamento e di pensiero sfavorevoli con nuove strategie orientate agli obiettivi. Problemi come l'impulsività, le difficoltà di concentrazione e la disregolazione emotiva vengono affrontati in modo mirato. La TCC fornisce metodi pratici per strutturare la vita quotidiana, gestire le distrazioni e migliorare l'autoregolazione. Attraverso la combinazione di psicoeducazione, modifica del comportamento e ristrutturazione cognitiva, si possono ottenere cambiamenti duraturi. Scoprite in questo capitolo come, grazie alle tecniche terapeutiche comportamentali, potete gestire efficacemente i sintomi dell'ADHD e migliorare la vostra qualità di vita.

La struttura modulare e organizzata della CBT, con chiare sequenze di sedute e moduli definiti come la psicoeducazione, le strategie organizzative e la ristrutturazione cognitiva, offre alle persone con ADHD un quadro stabile e un percorso terapeutico comprensibile per apprendere nuovi comportamenti e integrarli in modo duraturo.

Costruzione della struttura

La costruzione della struttura è un aspetto importante nel trattamento dell'ADHD negli adulti. Interventi psicosociali strutturati e basati sulle capacità, come la terapia cognitivo-comportamentale (TCC), offrono un quadro adeguato per affrontare le difficoltà degli adulti con ADHD [s51]. La TCC è una forma di terapia strutturata, didattica e orientata agli obiettivi, che mira a modificare i modelli di pensiero e comportamento [s52]. La struttura delle sedute di TCC offre continuità e trasparenza: un breve scambio sulla situazione attuale e un collegamento con la seduta precedente creano un contesto. Insieme si stabilisce l'agenda e si discutono i compiti a casa, prima di affrontare problemi specifici. Infine, si concordano nuovi compiti e si riassume la seduta [s52]. Questa chiara struttura di ciascuna seduta aiuta a mantenere il focus e a rendere il percorso terapeutico comprensibile. I programmi di TCC per adulti con ADHD comprendono generalmente da 8 a 12 sedute, che possono svolgersi individualmente o in gruppo [s53]. La terapia mira a modificare il comportamento, controllare i sintomi principali dell'ADHD e migliorare la regolazione emotiva e l'autostima [s53]. Una costruzione strutturata e modulare è caratteristica dei programmi di TCC per l'ADHD [s54]. Dopo una iniziale psychoedukation, seguono moduli su organizzazione e pianificazione, gestione delle distrazioni, controllo degli impulsi e ristrutturazione cognitiva [s53] [s54]. Nel primo modulo – psicoeducazione e organizzazione/pianificazione – i pazienti imparano a tenere un calendario e una lista di cose da fare, che servono da base per ulteriori abilità [s54]. Un esempio sarebbe l'istituzione di una finestra temporale fissa la sera per pianificare il giorno successivo e annotare tutti gli appuntamenti e i compiti nel calendario. Il modulo di gestione delle distrazioni allena la percezione dei fattori ambientali e insegna tecniche per minimizzare il continuo cambio di compiti [s54]. La ristrutturazione cognitiva aiuta a riconoscere i pensieri problematici e a sostituirli con modi di pensare più realistici e utili [s54]. Inoltre, possono essere offerti moduli sulla procrastinazione o sull'inclusione dei partner [s54]. L'ultima seduta è dedicata alla prevenzione delle ricadute, in cui tutte le strategie apprese vengono ripetute e viene elaborato un piano per l'applicazione futura [s54]. Tecniche comportamentali e cognitive compensatorie mirano ad alleviare i sintomi dell'ADHD e a modificare i modelli di pensiero negativi [s53]. Pertanto, il trattamento dell'ADHD negli adulti richiede un approccio multidimensionale che, oltre alla medicazione, includa anche interventi psicosociali strutturati come la TCC [s51]. Studi futuri dovrebbero esaminare più da vicino l'efficacia di questi interventi, in particolare negli adulti non trattati farmacologicamente, così come i fattori che influenzano il successo terapeutico [s51].

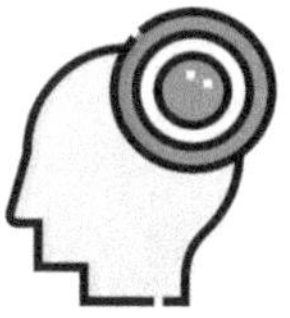

Utile sapere

Modulare

Significa che la terapia è suddivisa in singoli blocchi, chiamati moduli, che si concentrano su specifiche abilità o aree problematiche. Questo consente un adattamento flessibile e individuale della terapia alle esigenze della persona con ADHD.

Ristrutturazione cognitiva

Una tecnica utilizzata nella TCC per identificare e sostituire schemi di pensiero negativi e irrealistici con pensieri positivi e realistici. Questo può contribuire a migliorare l'autostima e a ridurre le ansie associate all'ADHD.

Efficacia dei metodi di strutturazione

Efficacia dei metodi di strutturazione per l'ADHD.

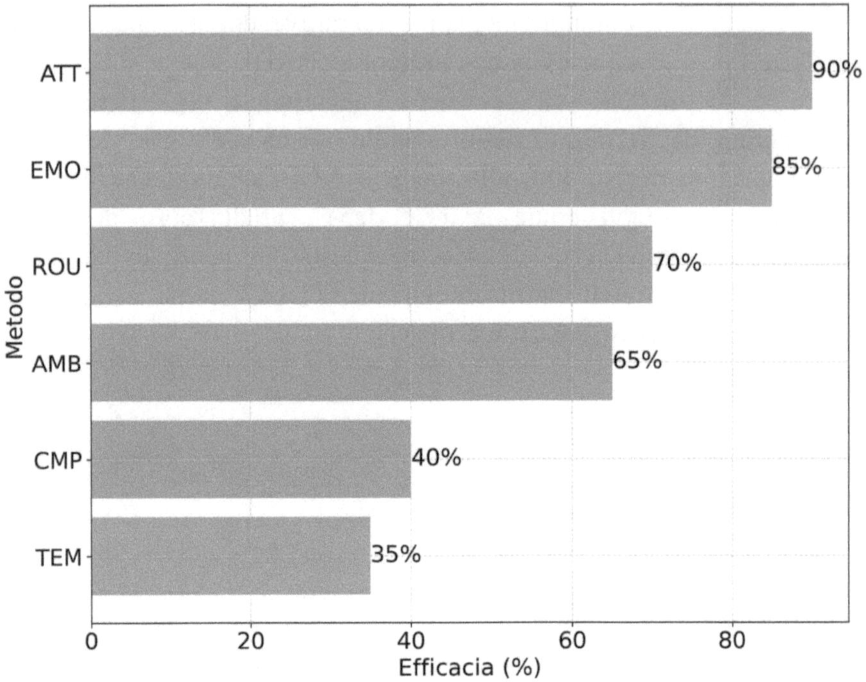

AMB: Strutturazione dell'ambiente

CMP: Scomposizione dei compiti

ROU: Definizione di routine

ATT: Consapevolezza

EMO: Regolazione emotiva

TEM: Gestione del tempo

Il grafico rappresenta visivamente l'efficacia di varie tecniche di strutturazione per adulti con ADHD. La gestione del tempo e la scomposizione dei compiti dimostrano il maggiore impatto, suggerendo il loro ruolo cruciale nella gestione dei sintomi dell'ADHD. Anche la strutturazione dell'ambiente e la definizione di routine contribuiscono in modo significativo, indicando i benefici di un ambiente organizzato e di programmi giornalieri coerenti. Sebbene utili, la regolazione emotiva e le pratiche di consapevolezza mostrano un impatto relativamente inferiore, evidenziando l'importanza di concentrarsi prima sulle competenze organizzative di base.

Modifica del comportamento

La modifica del comportamento rappresenta un elemento fondamentale nel trattamento dell'ADHD negli adulti e mira a minimizzare i comportamenti problematici e a stabilire comportamenti favorevoli [s55]. L'accento è posto sull'adattamento delle conseguenze comportamentali. Attraverso rinforzo positivo, come elogi o ricompense, vengono rafforzati i comportamenti desiderati. Allo stesso tempo, si cerca di ridurre i comportamenti indesiderati attraverso conseguenze negative, come la revoca di privilegi. È fondamentale che le conseguenze seguano immediatamente il comportamento per stabilire un chiaro legame. L'efficacia della modifica del comportamento si manifesta in particolare in combinazione con il trattamento farmacologico [s56]. Questo approccio consente un trattamento completo dei sintomi e affronta sia gli aspetti neurobiologici che quelli comportamentali dell'ADHD. La terapia cognitivo-comportamentale (CBT) si è dimostrata particolarmente promettente [s57]. Si concentra sull'identificazione e la modifica di schemi di pensiero disfunzionali, che spesso portano a procrastinazione e comportamenti di evitamento. Attraverso l'esercizio mirato di nuove strategie comportamentali e la loro applicazione ripetuta, vengono rafforzate abilità compensatorie che aiutano i soggetti a rompere il ciclo di fallimento e difficoltà di prestazione [s57]. A differenza degli approcci ampi che trattano molti temi in modo superficiale, la CBT efficace si concentra su pochi, specifici ambiti e li approfondisce intensamente [s57]. In questo modo, i pazienti possono sviluppare strategie sostenibili per affrontare i sintomi dell'ADHD e migliorare la loro qualità della vita. Anche se gli studi mostrano risultati positivi riguardo alla riduzione dei sintomi dell'ADHD attraverso la CBT [s58] [s56], ulteriori ricerche dovrebbero esaminare più da vicino l'efficacia di singole forme di terapia, come la terapia comportamentale o la mindfulness [s59]. In particolare, l'efficacia nei pazienti senza trattamento farmacologico richiede ulteriori

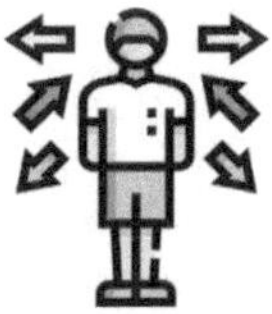

indagini [s55]. Un uomo che perde costantemente le chiavi potrebbe, ad esempio, stabilire un posto fisso per il mazzo di chiavi vicino alla porta d'ingresso. Ogni volta che ripone la chiave lì, si premia interiormente con un pensiero positivo, come "Ben fatto! Hai messo la chiave al suo posto." Se perde comunque la chiave, evita di farsi autocritiche e si concentra sul ritrovare il mazzo di chiavi utilizzando una strategia di ricerca prestabilita. Attraverso questo approccio coerente, il comportamento desiderato si consolida e la frustrazione per le chiavi smarrite diminuisce.

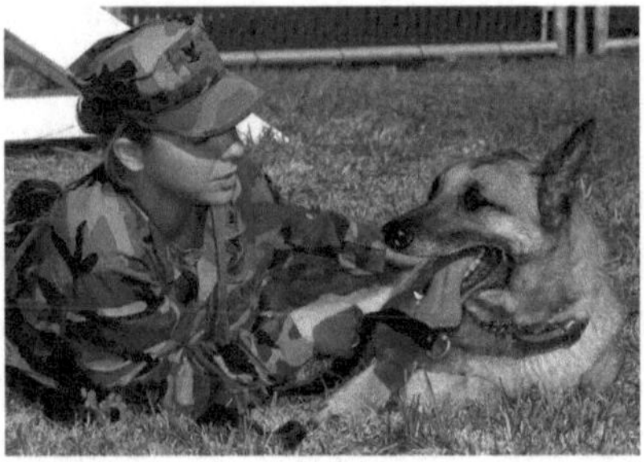

Rinforzo positivo [i36]

Utile sapere

Abilità compensatorie

Le abilità compensatorie sono strategie e tecniche che le persone con ADHD sviluppano per affrontare le sfide dei loro sintomi nella vita quotidiana. Queste abilità possono essere allenate e migliorate attraverso la terapia comportamentale per aumentare la funzionalità e la qualità della vita.

Modifica del comportamento

Nel contesto dell'ADHD negli adulti, la modifica del comportamento descrive l'applicazione sistematica dei principi di apprendimento per cambiare i comportamenti che amplificano le sfide quotidiane. Attraverso il rinforzo positivo (ricompense per comportamenti desiderati) e le conseguenze negative (revoca di privilegi per comportamenti indesiderati), vengono appresi e consolidati nuovi schemi comportamentali che contribuiscono a una migliore gestione della vita quotidiana.

Schemi di pensiero disfunzionali

Gli schemi di pensiero disfunzionali nell'ADHD possono portare a comportamenti autolesionisti come la procrastinazione o l'evitamento. Nella CBT, questi schemi vengono identificati e sostituiti con pensieri più realistici e utili, per consentire cambiamenti comportamentali positivi.

Interventi comportamentali per l'ADHD negli adulti

Efficacia, frequenza e intensità degli interventi comportamentali per l'ADHD negli adulti.

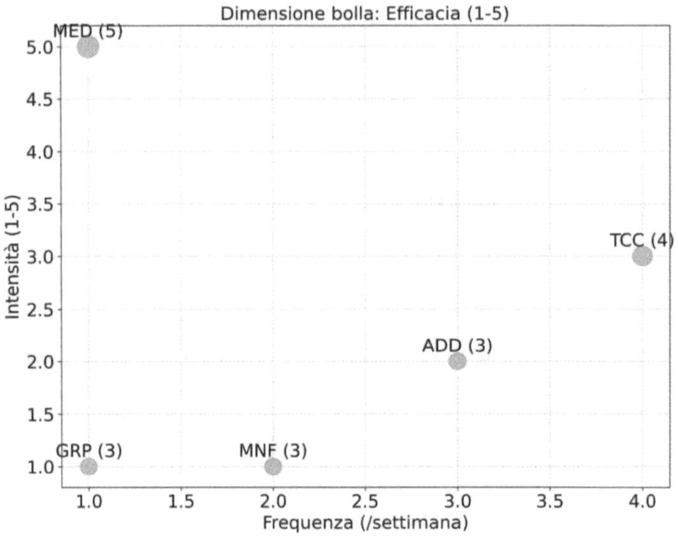

Blasengröße: Efficacia ((1-5))

ADD: Addestramento alle competenze

GRP: Gruppi di supporto

MED: Gestione dei farmaci

MNF: Pratiche di Mindfulness

TCC: Terapia cognitivo-comportamentale

La terapia cognitivo-comportamentale (TCC) mostra un equilibrio tra alta frequenza e intensità moderata, suggerendone l'uso regolare con uno sforzo gestibile. Mentre le pratiche di mindfulness hanno un'intensità e una frequenza inferiori, la loro efficacia moderata può indicare che sono benefiche come intervento supplementare. La gestione dei farmaci, sebbene meno frequente, mostra un'elevata intensità ed efficacia, probabilmente riflettendo la natura potente ma impegnativa dei trattamenti farmacologici. L'addestramento alle competenze si mostra promettente con un'efficacia e una frequenza moderate, suggerendo che può essere incorporato nelle routine quotidiane. I gruppi di supporto, nonostante la bassa frequenza e intensità, dimostrano un'efficacia moderata, evidenziando il loro potenziale come misura di supporto a basso sforzo.

Gestione dello stress

La gestione dello stress rappresenta un aspetto centrale nel trattamento dell'ADHD, poiché lo stress spesso amplifica i sintomi. La terapia cognitivo-comportamentale (TCC) offre strategie per la gestione dello stress, riducendo comportamenti disfunzionali orientati alla sicurezza che impediscono l'autocorrezione di schemi di pensiero errati [s60]. Invece di evitare, ad esempio, situazioni di esame per paura di fallire, la TCC incoraggia a esporsi a queste situazioni in modo controllato, facendo così l'esperienza che le conseguenze temute non si verificano o sono almeno gestibili. Attraverso questa esposizione a stressori, le persone coinvolte possono imparare a valutare le proprie capacità in modo più realistico e a rafforzare la propria autostima. La TCC promuove inoltre un pensiero equilibrato per migliorare la capacità di gestione dello stress [s60]. Invece di concentrarsi solo sugli aspetti negativi di una situazione – come l'elevato carico di lavoro – la TCC indirizza l'attenzione anche su aspetti positivi, come i progetti completati con successo o il supporto dei colleghi. Questo cambio di prospettiva può contribuire a gestire le situazioni di stress con maggiore calma. Oltre alla TCC classica, nuovi approcci terapeutici, come la terapia di accettazione e impegno (ACT) e la terapia cognitiva basata sulla

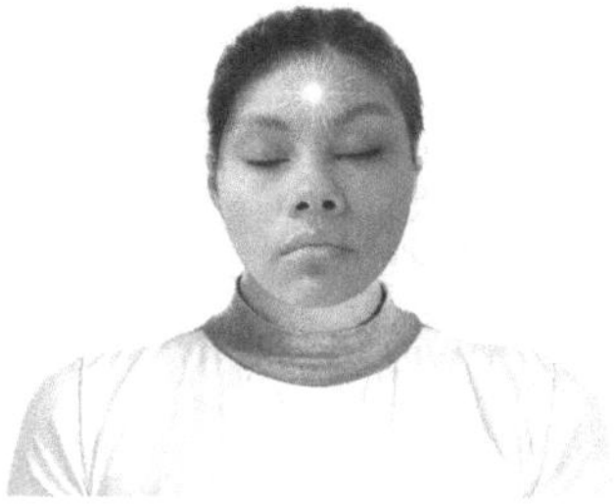

Meditazione [i37]

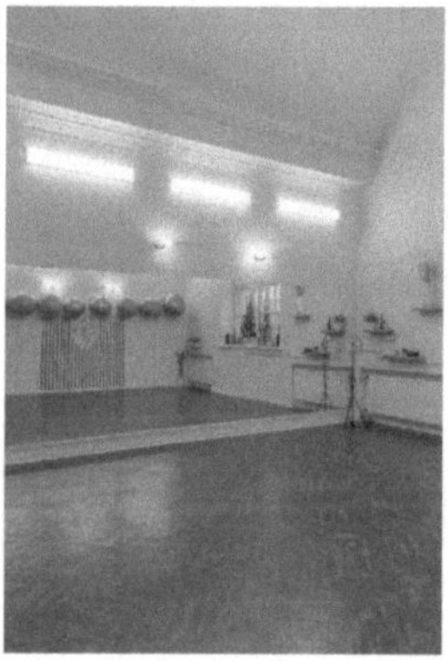

Yoga [i38]

consapevolezza (MBCT), offrono ulteriori possibilità di riduzione dello stress [s60]. L'ACT supporta l'accettazione di pensieri e sentimenti sgradevoli, senza lasciarsi sopraffare da essi. La MBCT allena la consapevolezza per migliorare la percezione del momento presente e ridurre così le reazioni impulsive allo stress. In aggiunta a queste forme terapeutiche, pratiche Mind-Body come la meditazione

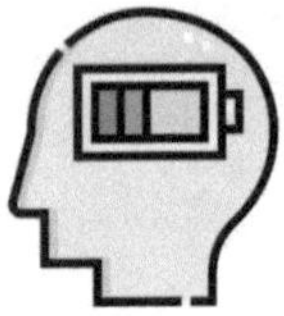

e lo yoga possono avere effetti positivi sull'attenzione e sulla regolazione emotiva [s61]. La meditazione regolare, anche brevi sessioni di 5-10 minuti al giorno, può aiutare a trovare la calma interiore e attenuare le reazioni allo stress. Effetti positivi simili possono essere ottenuti attraverso lo yoga, che armonizza corpo e mente, aumentando così la resilienza allo stress. Anche l'uso di programmi di TCC online o app di autoaiuto può contribuire alla gestione dello stress, ma dovrebbe sempre avvenire in consultazione con un terapeuta [s60]. Questi strumenti digitali offrono supporto flessibile e accessibile, ma non sostituiscono la cura individuale da parte di un terapeuta esperto. Una routine quotidiana strutturata con orari fissi per lavoro, tempo libero e riposo può anche contribuire a ridurre lo stress e gestire meglio i sintomi dell'ADHD. Paragonabile a una cassetta degli attrezzi ben organizzata, in cui ogni strumento ha il suo posto, una routine quotidiana strutturata facilita l'orientamento e riduce la sensazione di sopraffazione.

Utile sapere

App di autoaiuto

Le app di autoaiuto offrono agli adulti con ADHD strumenti pratici e strategie per la gestione dello stress, il miglioramento dell'organizzazione e la regolazione delle emozioni. Queste app possono aiutare le persone coinvolte a controllare meglio i sintomi dell'ADHD nella vita quotidiana e a migliorare la loro qualità della vita.

Pratiche Mind-Body

Le pratiche Mind-Body come la meditazione e lo yoga promuovono la connessione tra corpo e mente e possono aiutare gli adulti con ADHD a ridurre lo stress, migliorare la loro attenzione e rafforzare la regolazione emotiva. Queste pratiche offrono un approccio olistico alla gestione dello stress e possono migliorare la qualità della vita delle persone con ADHD.

Programmi di TCC online

I programmi di TCC online offrono agli adulti con ADHD un modo flessibile e facilmente accessibile per apprendere strategie terapeutiche comportamentali per la gestione dello stress e la riduzione dei sintomi. Questi programmi possono rappresentare un prezioso complemento alla terapia tradizionale e aiutare le persone coinvolte a gestire meglio i sintomi dell'ADHD nella vita quotidiana.

Tecniche di gestione dello stress

Distribuzione delle tecniche di gestione dello stress CBT per adulti con ADHD.

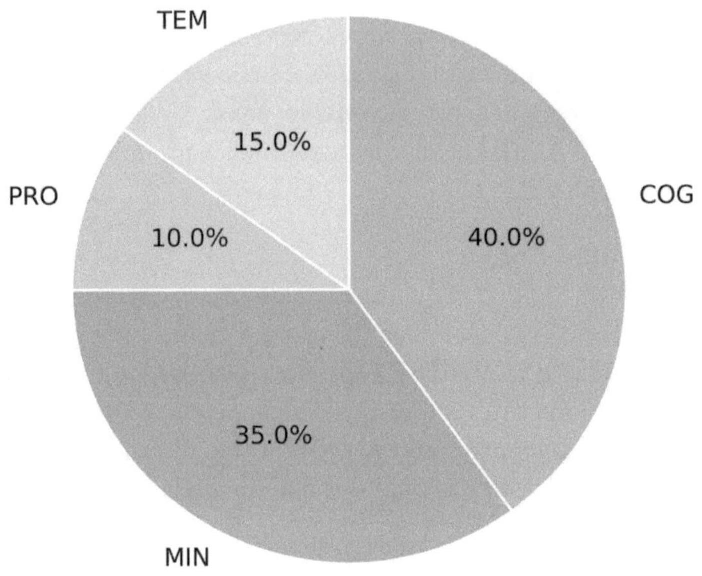

COG: Ristrutturazione Cognitiva

MIN: Tecniche di Mindfulness e Rilassamento

PRO: Capacità di Problem Solving

TEM: Gestione del Tempo

La porzione più ampia del grafico è dedicata alla ristrutturazione cognitiva, a indicare il suo ruolo centrale nella gestione dello stress correlato all'ADHD. Anche le tecniche di mindfulness e rilassamento rappresentano una parte sostanziale, evidenziando l'importanza di affrontare sia gli aspetti cognitivi che fisiologici dello stress. Sebbene la gestione del tempo e le capacità di problem solving occupino una percentuale minore, sono comunque componenti cruciali di un approccio completo alla gestione dello stress, affrontando le sfide organizzative e pratiche che gli adulti con ADHD spesso devono affrontare. Questa distribuzione suggerisce un approccio equilibrato incentrato sulla modifica degli schemi di pensiero, sulla promozione del rilassamento e sullo sviluppo di capacità di coping pratiche.

Consigli concreti

- Cambia il tuo linguaggio interiore: sostituisci i dialoghi negativi con formulazioni positive e di supporto.
- Utilizza la tecnica dell'"osservatore interiore": osserva i tuoi pensieri e sentimenti con distanza, senza giudicarli.
- Sviluppa un sistema di ricompensa personale: rinforza i comportamenti desiderati con piccole ma efficaci ricompense.
- Allena la tua consapevolezza di te stesso: presta attenzione consapevole ai segnali del tuo corpo e impara a riconoscere i tuoi limiti.
- Pratica la compassione verso te stesso: affrontati con comprensione e accettazione, anche in situazioni difficili.
- Integra elementi ludici nella tua vita quotidiana: utilizza giochi e rompicapi per allenare le tue capacità cognitive.
- Dedica regolarmente del tempo a attività creative: dipingi, suona o scrivi per esprimere le tue emozioni.
- Collega i tuoi obiettivi terapeutici ai tuoi valori personali: trova la tua motivazione in ciò che è veramente importante per te.
- Esplora nuovi modi di rilassarti: sperimenta diverse tecniche come il training autogeno o il rilassamento muscolare progressivo.
- Rifletti sui tuoi progressi: tieni un diario terapeutico per documentare i tuoi successi e le tue sfide.
- Cerca il confronto con altri che vivono la stessa situazione: condividi le tue esperienze e impara dalle strategie altrui.
- Sviluppa un "kit di emergenza" personale per i momenti difficili: raccogli pensieri, immagini o oggetti utili.
- Progetta il tuo ambiente in modo che favorisca la tua concentrazione e il tuo benessere: crea un luogo di calma e ispirazione.

3. 3 Forme di terapia complementari

ADHD nell'età adulta presenta ai soggetti colpiti diverse sfide nella vita professionale e quotidiana. Oltre alle forme di terapia consolidate, approcci complementari possono supportare in modo significativo il trattamento. Questo paragrafo esplora diverse opzioni come la terapia fisica, le tecniche di rilassamento e la consulenza nutrizionale, che possono essere adattate alle esigenze individuali. Questi metodi offrono opportunità per migliorare la concentrazione, il controllo degli impulsi e la regolazione emotiva. Scoprite di seguito ulteriori informazioni sulle concrete possibilità di applicazione e sui potenziali benefici di queste forme di terapia complementari.

Le terapie complementari per l'ADHD dovrebbero sempre essere individualizzate e integrate in un concetto globale in consultazione con professionisti, che integri ma non sostituisca le cure mediche standard.

Terapia del movimento

La terapia del movimento comprende diversi approcci che utilizzano l'attività fisica per influenzare i sintomi dell'ADHD negli adulti. Non si tratta principalmente di prestazioni sportive, ma dell'uso mirato del movimento per migliorare la concentrazione, il controllo degli impulsi e la regolazione emotiva. [s62] La terapia del movimento può essere adattata individualmente e tiene conto delle condizioni personali e dello stato di salute. Può essere modificata, ad esempio, per persone con limitazioni fisiche. [s62] Gli effetti positivi della terapia del movimento sono molteplici e includono, tra l'altro, un miglioramento della mobilità, della forza, dell'equilibrio e della coordinazione. [s62] Inoltre, l'attività fisica regolare può influenzare positivamente la salute cardiovascolare, la forma fisica e l'umore. [s62] Anche le funzioni cognitive, come la concentrazione, possono essere promosse attraverso la terapia del movimento. [s62] Un esempio sarebbe una pratica regolare di yoga o Tai-Chi. Un approccio specifico della terapia del movimento è il Somatic Experiencing (SE). [s63] Il SE si concentra sulle reazioni fisiche associate a esperienze traumatiche e mira a migliorare l'autoregolazione. [s63] Al centro c'è la percezione delle sensazioni interne. [s63] Il contatto fisico gioca un ruolo importante nella terapia SE per trasmettere sicurezza e supportare il processo di guarigione. [s63] La costruzione di fiducia e sicurezza nella relazione terapeutica è fondamentale per il successo di questo metodo. [s63] Studi dimostrano che il SE può essere efficace non solo nel disturbo da stress post-traumatico (PTBS), ma ha anche effetti positivi sui sintomi concomitanti come depressione e ansia. [s63] Pertanto, il SE può essere utile anche in altre malattie mentali. [s63] È importante che la terapia del movimento integri ma non sostituisca le cure mediche standard. [s62] Essa offre un trattamento centrato sul paziente e integrativo, che considera gli aspetti fisici, psicologici, sociali e spirituali della salute e della malattia. [s62] La terapia del movimento è un'aggiunta sicura ed

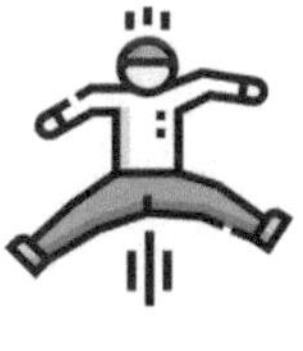

economica ad altre forme di terapia per l'ADHD nell'età adulta. [s62] Partecipando attivamente alla propria salute e ricevendo supporto dalla comunità, si rafforza la responsabilità personale. [s62]

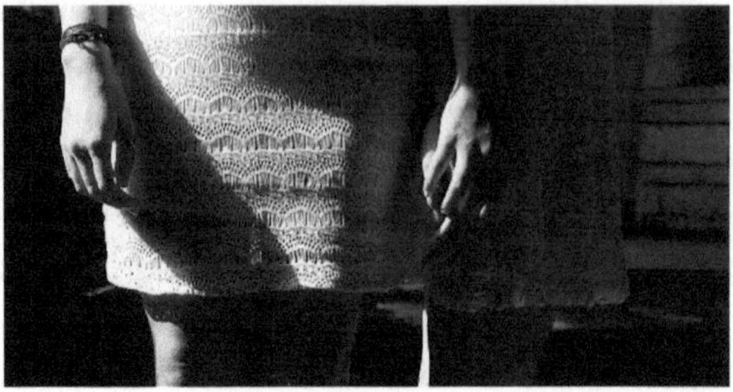

Contatto fisico [i39]

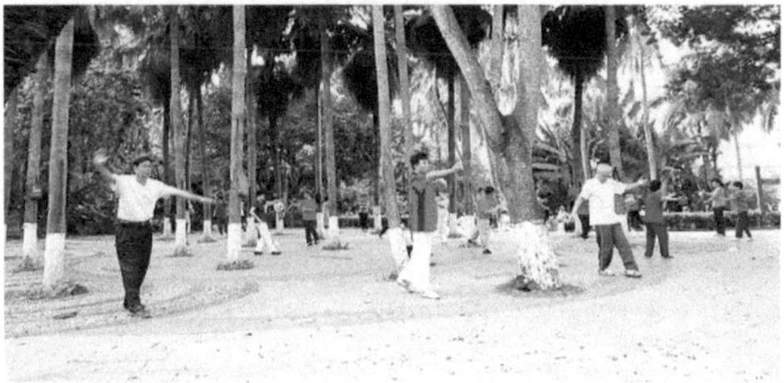

Tai Chi [i40]

Integrativo

Significa che diversi approcci terapeutici vengono combinati per garantire un trattamento completo. Un trattamento integrativo per l'ADHD negli adulti può includere, ad esempio, terapia del movimento, psicoterapia e farmaci.

Disturbo da stress post-traumatico

Una malattia mentale che può insorgere dopo un'esperienza traumatica e si manifesta con sintomi come flashback, incubi e ansia aumentata. Può verificarsi anche negli adulti con ADHD e intensificare i sintomi esistenti.

Cardiovascolare

Si riferisce al cuore e ai vasi sanguigni. L'attività fisica regolare può migliorare la salute cardiovascolare, il che è particolarmente importante per gli adulti con ADHD, poiché alcuni farmaci possono aumentare il rischio di malattie cardiovascolari.

Tai-Chi

Il Tai-Chi può migliorare la consapevolezza corporea, promuovere la calma e influenzare positivamente il controllo degli impulsi negli adulti con ADHD.

Impatto della terapia dell'esercizio fisico sul benessere

Correlazione tra il livello di attività e il benessere negli adulti con ADHD.

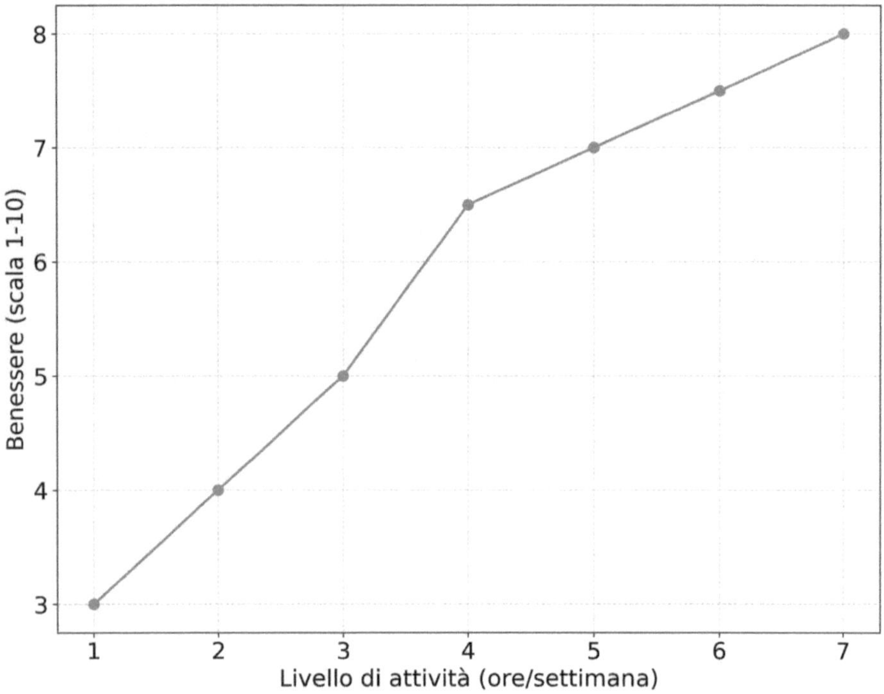

I dati suggeriscono una correlazione positiva tra l'aumento dei livelli di attività e il miglioramento del benessere. Sebbene le risposte individuali varino, la tendenza generale indica che un maggiore impegno nella terapia dell'esercizio fisico è associato a un maggiore benessere riportato. Ciò rafforza i potenziali benefici dell'incorporazione dell'attività fisica regolare come terapia complementare per la gestione dei sintomi dell'ADHD negli adulti.

Tecniche di rilassamento

Le tecniche di rilassamento offrono molteplici opportunità per affrontare le difficoltà quotidiane associate all'ADHD. Un punto focale è il miglioramento della regolazione dell'attenzione e del controllo emotivo. Tra queste, achtsamkeitstraining, che trova sempre più applicazione nella pratica clinica, si concentra sulla percezione non giudicante delle proprie esperienze. [s64] Ciò consente di regolare le reazioni impulsive e gestire meglio gli stati emotivi. [s64] Anche brevi sessioni di esercizio mostrano già effetti positivi sul controllo dell'attenzione e sulla funzione emotiva. [s64] La meditazione, un'altra tecnica per promuovere la concentrazione sul momento presente, offre anche potenziale per alleviare i sintomi dell'ADHD. [s65] Inoltre, approcci sperimentali come il biofeedback e neurofeedback stanno guadagnando importanza, poiché mirano a migliorare l'attenzione attraverso la modulazione dell'attività cerebrale. [s65] Mentre la meditazione può essere considerata una forma di terapia complementare, le prove della sua efficacia nell'ADHD sono ancora limitate e sono necessarie ulteriori ricerche per valutare l'efficacia e l'applicazione ottimale. [s66] Un ambiente tranquillo, una pratica regolare e l'integrazione nella vita

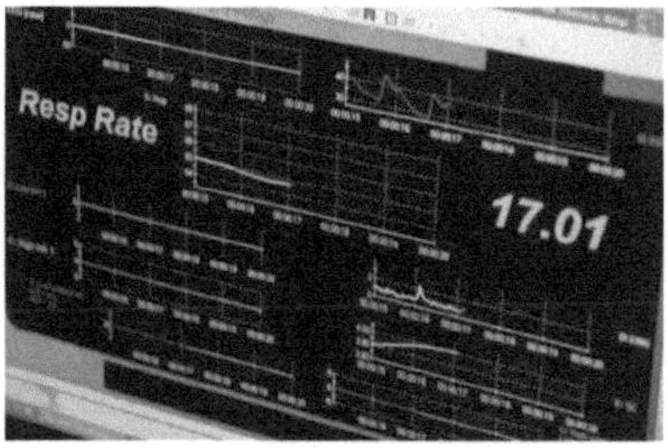

Biofeedback [i41]

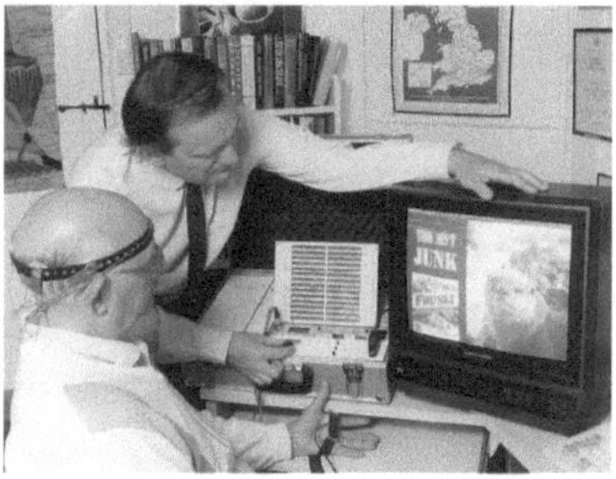

Neurofeedback [i42]

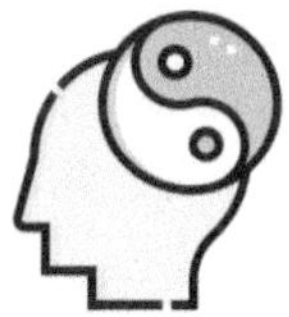

quotidiana possono amplificare gli effetti positivi delle tecniche di rilassamento.

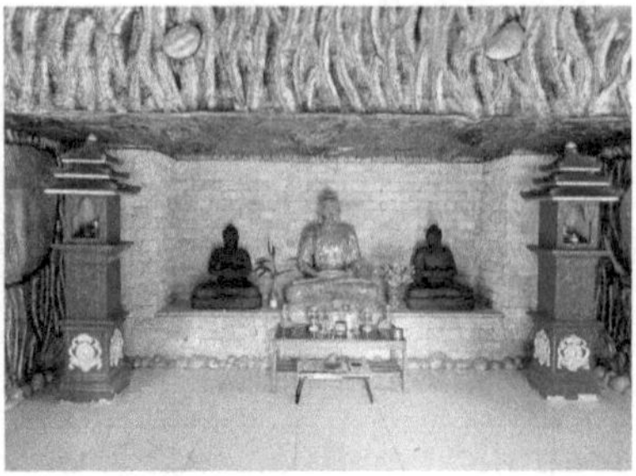

Allenamento alla consapevolezza [i43]

Efficacia delle tecniche di rilassamento per l'ADHD negli adulti

Valutazioni di efficacia auto-riferite

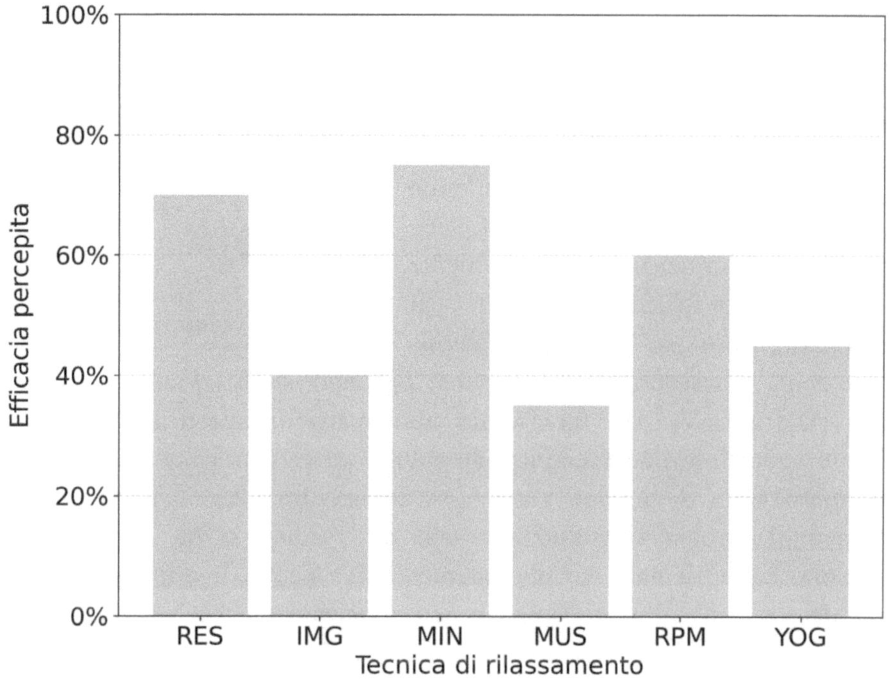

IMG: Immaginazione guidata
MIN: Mindfulness
MUS: Musicoterapia
RES: Respirazione profonda
RPM: Rilassamento muscolare progressivo
YOG: Yoga

La mindfulness e gli esercizi di respirazione profonda mostrano la più alta efficacia percepita nella gestione dei sintomi dell'ADHD, seguiti dal rilassamento muscolare progressivo. Mentre lo yoga e l'immaginazione guidata dimostrano anche qualche beneficio, sono valutati più in basso. Questo suggerisce che le tecniche che si concentrano sul controllo del respiro e sulla consapevolezza del corpo possono essere particolarmente utili per gli adulti con ADHD. Tuttavia, le risposte individuali alle tecniche di rilassamento possono variare ed è fondamentale esplorare diversi metodi per trovare quello che funziona meglio.

Consulenza nutrizionale

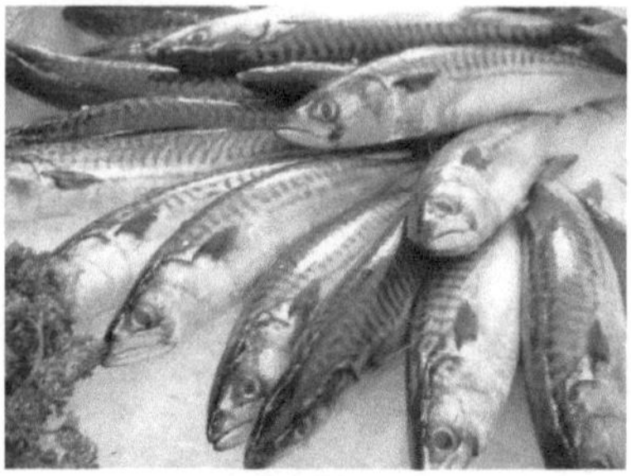

Sgombro [i45]

La consulenza nutrizionale per l'ADHD negli adulti può includere diverse interventi dietetici. Questi comprendono l'assunzione mirata di determinati nutrienti come la vitamina D e gli acidi grassi omega-3, che potrebbero influenzare positivamente la funzione cognitiva e il comportamento [s67]. Un'integrazione con acidi grassi omega-3 potrebbe, secondo studi, ridurre i sintomi dell'ADHD [s67]. Un fabbisogno aumentato di questi nutrienti può essere soddisfatto, ad esempio, integrando pesci grassi come salmone o sgombro nella dieta, due volte a settimana. In alternativa, integratori alimentari, previa consultazione con un medico o un nutrizionista, possono rappresentare un'integrazione utile. Diete di eliminazione, in cui determinati alimenti vengono temporaneamente esclusi dalla dieta per osservare il loro impatto sui sintomi dell'ADHD, mostrano risultati incoerenti [s67]. Il ruolo dei coloranti artificiali negli alimenti nella comparsa o nell'aggravamento dei sintomi dell'ADHD è, al di fuori delle intolleranze alimentari esistenti, ampiamente non chiaro [s67]. La ricerca attuale sta esaminando il legame tra antiossidanti e ADHD, poiché lo stress ossidativo può causare danni neuronali [s67]. Una dieta equilibrata ricca di frutta e verdura fresca può garantire un apporto adeguato di importanti antiossidanti.

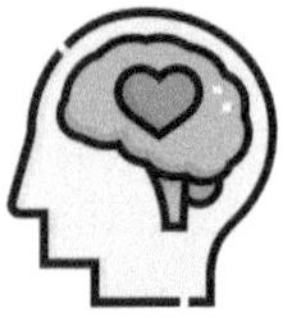

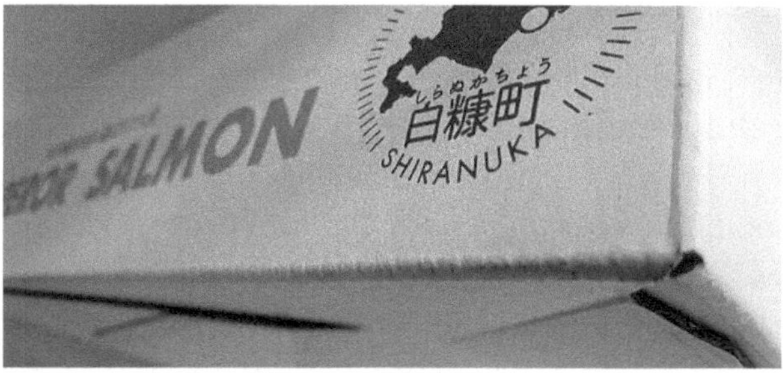

Salmone [i44]

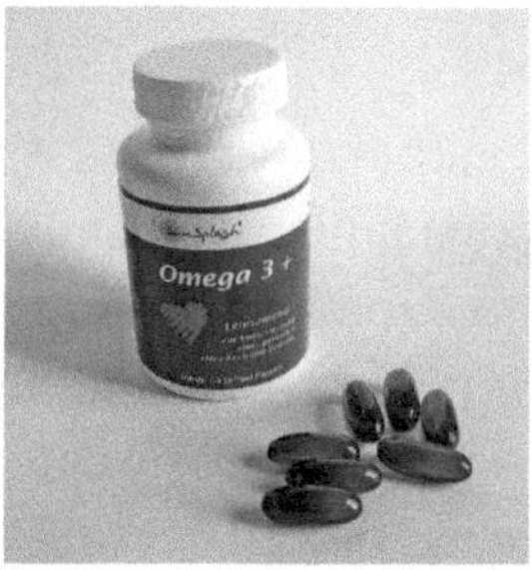

Acidi grassi omega-3 [i46]

Utile sapere

Dieta di eliminazione

Una forma di alimentazione in cui determinati alimenti vengono esclusi per un periodo limitato per osservare i loro effetti sul corpo. Dopo la fase di eliminazione, gli alimenti vengono reintrodotti uno alla volta per determinare se scatenano sintomi. Negli adulti con ADHD, le diete di eliminazione possono aiutare a identificare intolleranze alimentari che influenzano i sintomi.

Integratori alimentari

Fonti concentrate di nutrienti destinate a integrare la dieta normale. Contengono vitamine, minerali, aminoacidi, acidi grassi o altre sostanze e sono disponibili in diverse forme come compresse, capsule o polveri. Negli adulti con ADHD, gli integratori alimentari possono essere utilizzati, previa consultazione con un medico, per compensare una possibile carenza di nutrienti.

Interventi dietetici

Modifiche dietetiche specifiche che servono a alleviare o migliorare i sintomi dell'ADHD negli adulti. Esempi includono l'evitare determinati alimenti o l'assunzione mirata di nutrienti.

Consigli Nutrizionali per la Gestione dell'ADHD

Distribuzione dei consigli dietetici comuni per gli adulti con ADHD.

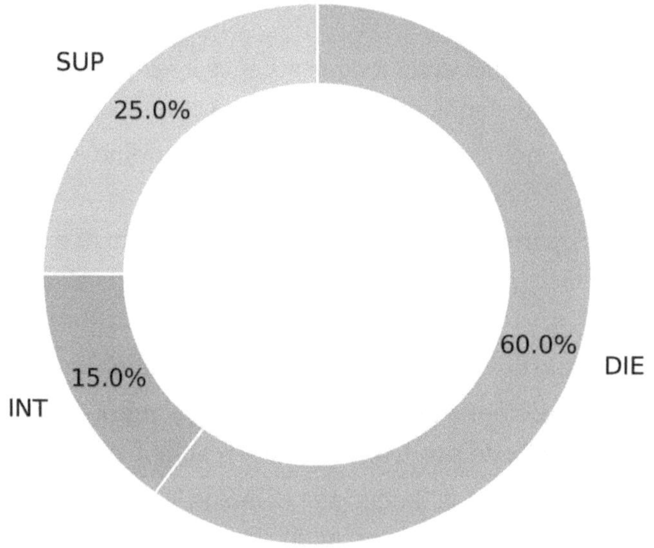

- DIE: Dieta Equilibrata (Cibi Integrali, Pasti Regolari)
- INT: Integrazione (es. Omega-3, Ferro)
- SUP: Diete ad Eliminazione (es. Glutine, Latticini)

La visualizzazione evidenzia l'importanza di una dieta equilibrata e a base di cibi integrali. Le diete ad eliminazione, sebbene a volte esplorate, rappresentano una porzione minore, suggerendo che non sono universalmente raccomandate ma possono essere considerate in casi specifici. È presente anche l'integrazione, a indicare un potenziale ruolo per il supporto nutrizionale mirato. Il segmento più ampio sottolinea l'alimentazione equilibrata come base per la gestione dell'ADHD.

Consigli concreti

- Esplora il mondo della terapia del suono e scopri come i suoni possono promuovere la tua calma interiore e rafforzare la tua concentrazione.
- Integra movimenti ritmici, come il tamburo o la danza, nella tua vita quotidiana per migliorare la tua percezione corporea e dirigere la tua energia.
- Scopri le possibilità della terapia artistica ed esprimi le tue emozioni e pensieri attraverso la pittura, il disegno o la modellazione.
- Esplora l'effetto benefico della terapia del giardino e trova pace e relax nella natura.
- Impara i principi della terapia assistita dagli animali e scopri come l'interazione con gli animali può migliorare il tuo benessere.
- Sfrutta il potere della terapia del respiro per aumentare la tua resilienza allo stress e migliorare la tua regolazione emotiva.
- Scopri le opportunità del bagno nel bosco (Shinrin-Yoku) e sperimenta l'effetto positivo della natura sulla tua salute.
- Esplora il metodo del "Focusing" e impara a percepire e interpretare le tue sensazioni corporee in modo più consapevole.
- Prova diverse forme di meditazione, come la meditazione camminata o la meditazione della gentilezza amorevole, e trova il metodo che meglio si adatta a te.
- Scopri il mondo delle fragranze e scopri come l'aromaterapia può influenzare il tuo umore e la tua concentrazione.
- Esplora l'effetto benefico dei massaggi e lascia che le tensioni si sciolgano per migliorare la tua percezione corporea.

Revisione - 3. Opzioni Terapeutiche

Le possibilità terapeutiche per l'ADHD in età adulta sono molteplici e offrono un ampio spettro di approcci che possono essere personalizzati in base alle tue esigenze. Un primo passo è confrontarsi con le diverse opzioni farmacologiche. Gli stimolanti, che favoriscono la concentrazione, sono spesso la prima scelta, ma anche i non stimolanti possono essere un'alternativa efficace, specialmente se hai determinate patologie preesistenti o non tolleri gli stimolanti. La scelta del farmaco giusto e il dosaggio adeguato dovrebbero essere discussi con il tuo medico. Una relazione di fiducia tra medico e paziente è fondamentale per sviluppare insieme un piano di trattamento che tenga conto delle tue circostanze di vita e degli obiettivi terapeutici. Ricorda che la terapia farmacologica dovrebbe essere monitorata regolarmente dal medico per verificare l'efficacia e apportare eventuali aggiustamenti. È importante comunicare apertamente eventuali effetti collaterali al tuo medico, per trovare insieme strategie per minimizzarli.

Oltre al trattamento farmacologico, le terapie non farmacologiche giocano un ruolo importante. La terapia cognitivo-comportamentale (TCC) ti offre, ad esempio, un quadro strutturato per riconoscere e modificare schemi di comportamento e di pensiero sfavorevoli. Imparando strategie pratiche per l'organizzazione, la pianificazione e la gestione dello stress, puoi gestire meglio i sintomi dell'ADHD nella vita quotidiana. La TCC ti offre anche l'opportunità di controllare meglio le tue reazioni emotive e rafforzare la tua autostima. Tecniche di rilassamento come la mindfulness o la meditazione possono aiutarti a trovare calma interiore e ridurre lo stress, che spesso amplifica i sintomi dell'ADHD. Queste tecniche possono essere facilmente integrate nella tua vita quotidiana; anche brevi sessioni di esercizio possono già avere effetti positivi.

In aggiunta, la terapia fisica e la consulenza nutrizionale possono supportare il tuo successo terapeutico. L'attività fisica regolare, che si tratti di yoga, tai chi o altri sport, può migliorare la tua concentrazione e il tuo umore. Fai attenzione alle tue condizioni individuali e scegli una forma di movimento che ti piaccia e che tu possa integrare bene nella tua vita quotidiana. Anche una dieta equilibrata, ricca di vitamine, minerali e acidi grassi omega-3, può avere effetti positivi sulla tua funzione cognitiva e sul tuo benessere. Parla con il tuo medico o un nutrizionista per capire se un'integrazione mirata di nutrienti possa essere utile per te.

Il trattamento dell'ADHD in età adulta è un processo individuale che richiede tempo, pazienza e la volontà di collaborare attivamente. Non esiste un approccio unico valido per tutti, ma diversi percorsi che possono portare al risultato desiderato. Non esitare a provare diverse opzioni terapeutiche e a trovare insieme al tuo medico la combinazione ottimale per te. Con il giusto piano di trattamento, puoi affrontare con successo i sintomi dell'ADHD e migliorare in modo sostenibile la tua qualità della vita. Continua a perseverare e non lasciarti scoraggiare dai passi indietro: ogni passo verso una migliore gestione di te stesso è un successo.

4. Gestione della vita quotidiana

Conoscete la sensazione quando la vita quotidiana si presenta come una montagna di compiti da svolgere? Le persone con ADHD affrontano quotidianamente la sfida di stabilire routine e creare strutture che per altri sembrano scontate. Dalla lavanderia alla spesa settimanale, dagli appuntamenti alla pianificazione del tempo libero - ogni ambito richiede strategie ben pensate e soluzioni adattate. La buona notizia: ci sono metodi collaudati che possono semplificare notevolmente la vita quotidiana. In questo capitolo vi mostreremo come organizzare la vostra vita passo dopo passo - e persino divertirvi nel farlo.

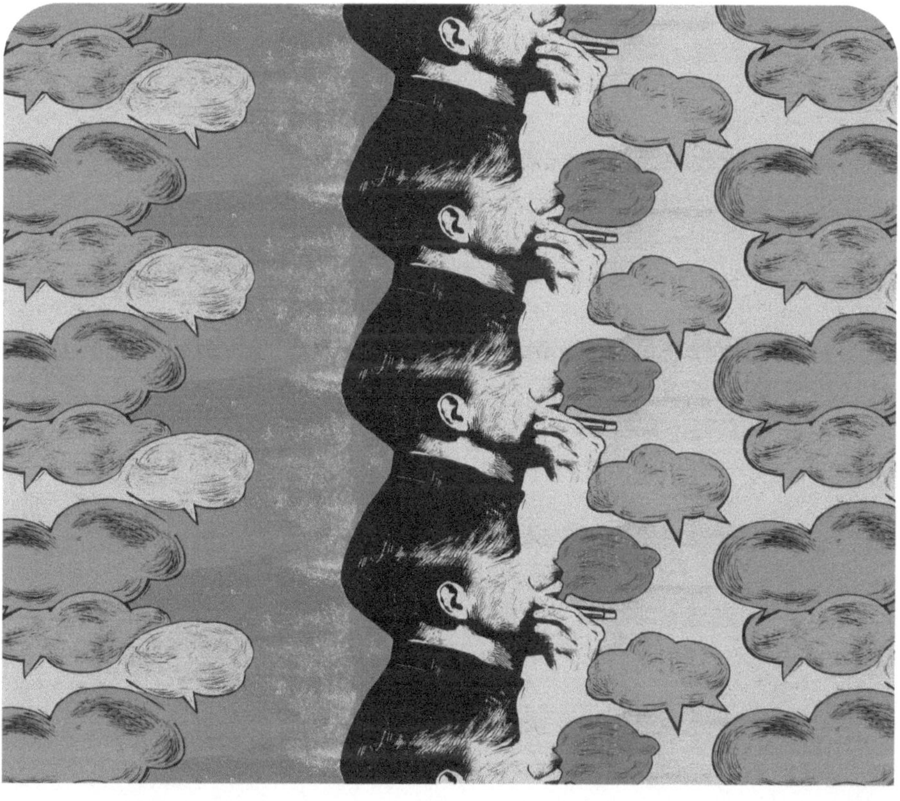

4. 1 Organizzazione domestica

L'organizzazione domestica rappresenta una grande sfida per molti adulti con ADHD. Sintomi come disorganizzazione e procrastinazione rendono difficile affrontare le attività quotidiane, dalla gestione della posta alla pulizia. Questo porta spesso a stress, frustrazione e a una sensazione di sopraffazione. Al contrario, una casa strutturata crea tranquillità, risparmia energia e promuove il benessere. Questa sezione offre strategie concrete per portare ordine e struttura nella tua vita quotidiana e migliorare in modo sostenibile la tua organizzazione domestica.

Un aggiornamento coerente e quotidiano delle liste di compiti e dei sistemi di organizzazione è la chiave per affrontare la vita quotidiana con l'ADHD, poiché consente di avere il controllo su compiti e ambiente, simile alla contabilità giornaliera nelle aziende.

Pianificazione dei compiti

La pianificazione dei compiti è spesso una sfida centrale per gli adulti con ADHD, poiché sintomi tipici come disorganizzazione, procrastinazione e cattivo gestione del tempo complicano l'organizzazione della vita quotidiana [s68]. Un approccio strutturato nella pianificazione dei compiti può aiutare a superare queste difficoltà. Ciò include lo sviluppo e l'uso regolare di un sistema di calendario e di una lista di compiti per appuntamenti, programmi e attività da svolgere [s69]. Questi sistemi dovrebbero essere aggiornati almeno una volta al giorno per mantenere il controllo sui compiti e sugli appuntamenti in arrivo [s69]. Analogamente alla contabilità in un'azienda, dove le entrate e le uscite vengono controllate quotidianamente per tenere d'occhio la situazione finanziaria, l'aggiornamento quotidiano della lista dei compiti aiuta a mantenere il controllo sui compiti in sospeso. La pianificazione dei compiti comprende anche la priorizzazione delle attività, la risoluzione dei problemi e l'organizzazione dei documenti [s69]. La risoluzione dei problemi, in questo contesto, significa formulare chiaramente i problemi, sviluppare diverse soluzioni e poi valutarle per scegliere l'opzione migliore [s69]. Per evitare di sentirsi sopraffatti e aumentare la probabilità di completamento, i compiti dovrebbero essere suddivisi in passaggi più piccoli e gestibili [s69]. Consideriamo la scrittura di un lungo rapporto: invece di considerare l'intero compito come un grande blocco, può essere suddiviso in passaggi più piccoli, come ricerca, creazione di un indice, scrittura di singoli capitoli e revisione. In questo modo, il compito appare meno opprimente. Inoltre, possono essere

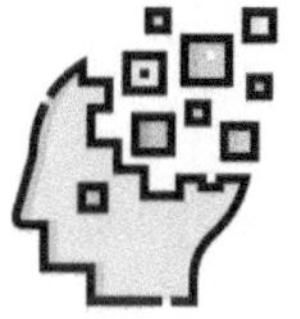

apprese strategie per gestire le distrazioni, al fine di riconoscere il proprio intervallo di attenzione ottimale e strutturare i compiti di conseguenza [s70]. I deficit delle funzioni esecutive (EFD) possono ulteriormente intensificare le difficoltà nella pianificazione dei compiti e si manifestano in problemi di gestione del tempo, pianificazione e organizzazione [s71]. I sintomi dell'ADHD, in particolare l'inattenzione, sono associati a risultati peggiori nella pianificazione dei compiti e nell'organizzazione domestica [s71]. Un trattamento mirato può ridurre questi sintomi e migliorare le limitazioni funzionali associate, inclusa la pianificazione dei compiti [s71].

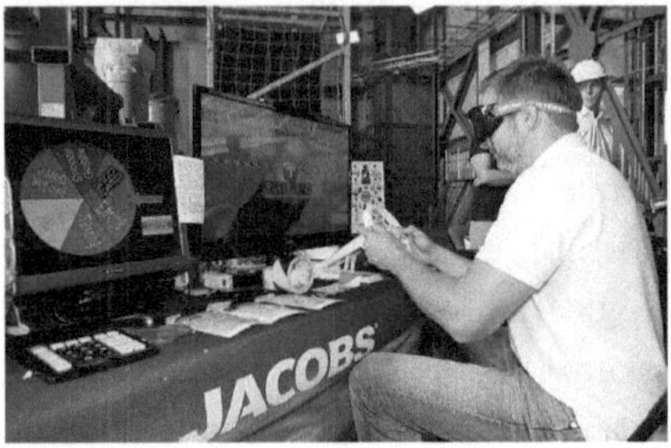

Gestione delle distrazioni [i47]

Utile sapere

Deficit delle funzioni esecutive

I deficit delle funzioni esecutive (EFD) compromettono la capacità di pianificare, organizzare e gestire le azioni. Nel contesto dell'organizzazione domestica, gli EFD possono portare a non iniziare o non completare i compiti, causando un ambiente domestico disorganizzato e caotico.

Procrastinazione

La procrastinazione, ovvero il rinvio dei compiti, è un sintomo comune nell'ADHD in età adulta e può compromettere significativamente l'organizzazione domestica, poiché attività importanti come pulire, cucinare o pagare le bollette vengono continuamente rimandate.

Ripartizione del Tempo per le Attività Domestiche

Tempo dedicato alle comuni attività domestiche.

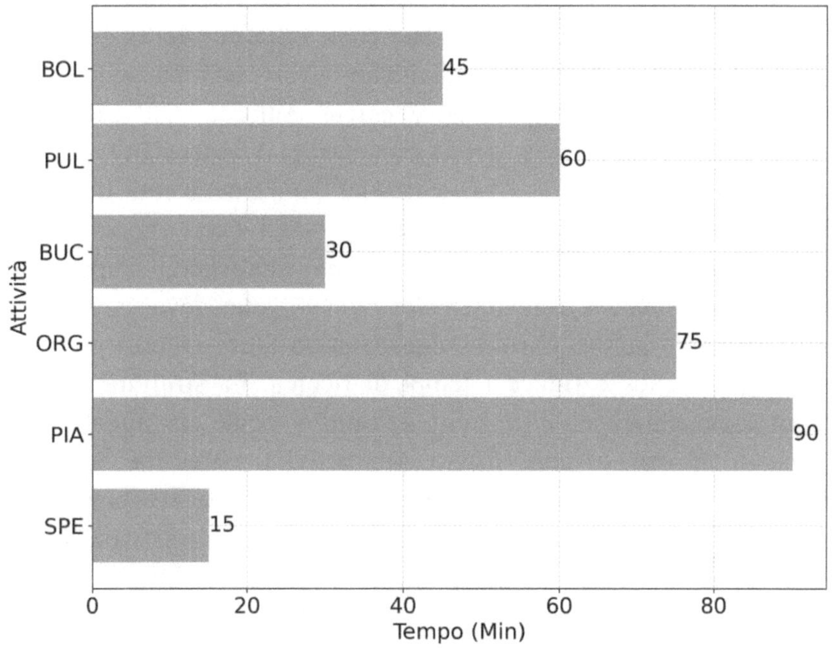

BOL: Pagamento Bollette

BUC: Bucato

ORG: Organizzare

PIA: Pianificazione Pasti

PUL: Pulizia

SPE: Spesa

Questo grafico rappresenta visivamente il tempo stimato dedicato a varie attività domestiche. Attività come la pianificazione dei pasti e la pulizia richiedono un investimento di tempo significativo, evidenziando potenziali aree di ottimizzazione o supporto. Al contrario, attività come il pagamento delle bollette, sebbene importanti, richiedono meno tempo. Questa visualizzazione aiuta a comprendere la distribuzione complessiva del tempo e consente migliori strategie di gestione del tempo.

Sistemi di ordinamento

I sistemi di ordinamento costituiscono il fondamento di un'organizzazione domestica funzionante, in particolare per gli adulti con ADHD. Offrono strutture che aiutano a ritrovare gli oggetti, semplificando così la vita quotidiana spesso complicata dall'ADHD. Un sistema di ordinamento efficace tiene conto delle esigenze e delle preferenze individuali e si basa su regole chiare riguardo a dove ogni oggetto deve essere collocato. Ad esempio, un sistema per l'archiviazione dei documenti può essere organizzato in categorie come "Fatture", "Assicurazioni" o "Documenti Importanti". All'interno di queste categorie, ulteriori suddivisioni possono essere utili, ad esempio per data o in ordine alfabetico. L'applicazione coerente del sistema è fondamentale: ogni oggetto deve essere riposto immediatamente al suo posto assegnato dopo l'uso. Questo previene la formazione di caos e riduce i tempi di ricerca. La strutturazione della casa in zone chiare con funzioni definite – come un angolo lettura, un'area di lavoro o uno spazio per attività ricreative – supporta ulteriormente l'ordinamento. È cruciale l'applicazione pratica e la ripetizione costante di questi principi di ordinamento nella vita quotidiana, per consolidarli e trarne beneficio a lungo termine. [s72] L'implementazione di un tale sistema richiede inizialmente uno sforzo, ma porta a lungo termine a un sollievo tangibile e a un maggiore controllo sull'ambiente circostante. Inoltre, aiuti visivi, come etichette o contrassegni colorati, possono facilitare l'orientamento e rafforzare la struttura del sistema. La revisione e l'adattamento regolari del sistema di ordinamento alle esigenze mutate garantiscono che rimanga efficace anche a lungo termine.

Utile sapere

Aiuti visivi

Etichette, contrassegni colorati o immagini possono facilitare l'orientamento in casa e rafforzare la struttura del sistema di ordinamento per adulti con ADHD.

Fondamento

Un buon sistema di ordinamento è la base per un'abitazione funzionante per gli adulti con ADHD, poiché offre la necessaria struttura e orientamento.

Implementazione

L'implementazione di un sistema di ordinamento richiede inizialmente sforzo e pianificazione per gli adulti con ADHD, ma ripaga a lungo termine con una struttura migliorata e ridotto stress.

Strutture

Strutture e routine chiare in casa possono aiutare gli adulti con ADHD a gestire i compiti e semplificare la vita quotidiana. Riducono il sovraccarico e promuovono il senso di controllo.

Aree di interesse per l'organizzazione domestica

Distribuzione delle aree di interesse organizzativo per adulti con ADHD.

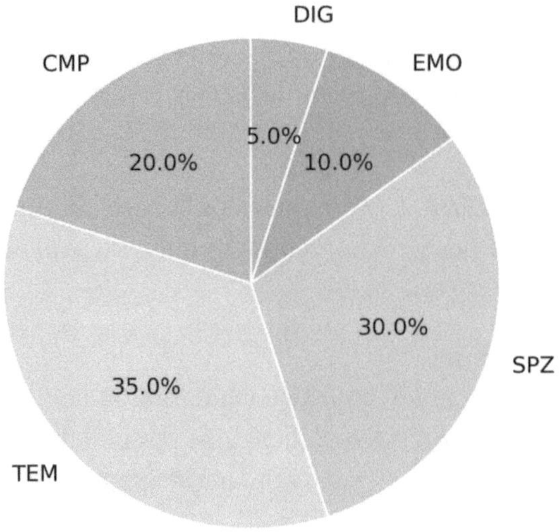

CMP: Gestione Compiti (Liste di cose da fare, Scomposizione del progetto)

DIG: Organizzazione Digitale (File, Email, Strumenti online)

EMO: Regolazione Emotiva (Motivazione, Concentrazione, Impulsività)

SPZ: Spazio Fisico (Decluttering, Archiviazione, Sistemi)

TEM: Gestione del Tempo (Pianificazione, Programmazione, Priorità)

Questo grafico evidenzia l'importanza relativa di vari aspetti organizzativi per gli adulti con ADHD. La gestione del tempo rappresenta il segmento più ampio, indicando la sfida significativa che molti incontrano con la pianificazione, la programmazione e la definizione delle priorità delle attività. Le proporzioni sostanziali dedicate allo spazio fisico e alla gestione delle attività sottolineano la necessità di ambienti strutturati e processi chiari. Sebbene la regolazione emotiva sia un segmento più piccolo, riconosce l'impatto della disregolazione emotiva sulle capacità organizzative. Infine, il segmento dell'organizzazione digitale riflette la crescente importanza della gestione delle informazioni digitali e della comunicazione nella vita moderna.

Sviluppo della routine

Le routine offrono nel quotidiano, specialmente per gli adulti con ADHD, una preziosa orientamento e facilitano la gestione di compiti ricorrenti. Stabilendo procedure fisse per attività come riordinare, cucinare o gestire la corrispondenza, si riduce il carico cognitivo per la pianificazione e la presa di decisioni. [s73] Queste automazioni creano spazi per altre attività e minimizzano il rischio di sovraccarico. Una procedura fissa per la mattina – paragonabile a un algoritmo che esegue ogni giorno gli stessi passaggi nella stessa sequenza – può ad esempio facilitare l'uscita puntuale di casa. In questo modo, chiavi, portafoglio e cellulare vengono sempre riposti in un luogo prestabilito, i vestiti vengono preparati la sera prima e si consuma una colazione sana. Routine strutturate in modo simile possono essere sviluppate per tutte le aree quotidiane, dalla routine serale alla pianificazione settimanale. Routine personalizzate favoriscono inoltre l'autogestione e rafforzano il senso di auto-efficacia. [s74] La coerenza nel mantenere le routine è fondamentale per il loro successo, soprattutto in fasi di maggiore stress o dopo dei fallimenti. Attraverso una regolare riflessione e adattamento delle routine a bisogni cambiati, la loro efficacia rimane sostenibile nel lungo termine. Anche coinvolgere la famiglia o i partner nella creazione delle routine può avere un effetto di supporto e garantire maggiore comprensione nella vita quotidiana condivisa.

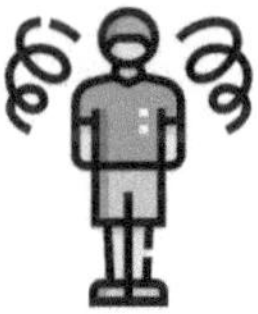

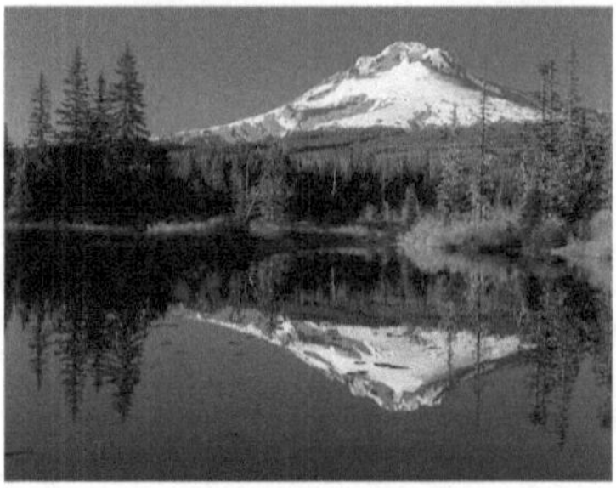

Riflessione [i48]

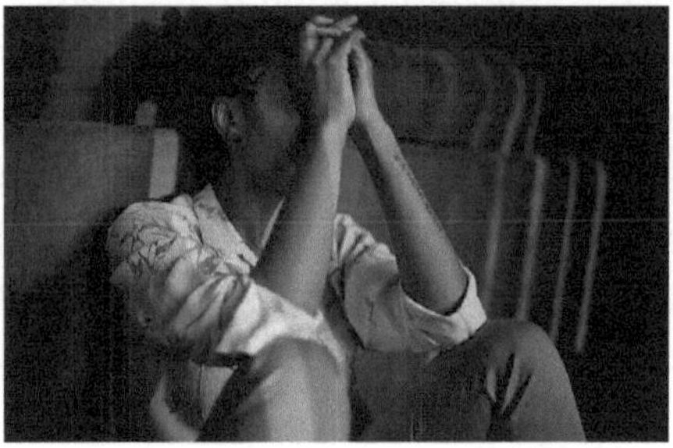

Livello di stress [i49]

Utile sapere

Auto-efficacia

La convinzione di una persona di poter agire con successo in una determinata situazione. Le routine domestiche possono rafforzare l'auto-efficacia degli adulti con ADHD, consentendo esperienze di successo e trasmettendo un senso di controllo sulla vita quotidiana.

Automazione

La trasformazione di procedure in processi automatizzati. In ambito domestico, ciò può essere raggiunto attraverso routine che riducono la necessità di pianificazione e esecuzione consapevole, diminuendo così il carico per gli adulti con ADHD.

Coerenza

La costanza nell'azione e il rispetto delle regole e degli accordi. Nella gestione domestica, la coerenza è particolarmente importante per gli adulti con ADHD, per mantenere le routine stabilite e trarre vantaggio dai loro benefici nel lungo termine.

Riflessione

La riflessione consapevole sulle proprie esperienze, azioni e pensieri. In relazione alla gestione domestica, la riflessione aiuta gli adulti con ADHD a ottimizzare le routine, identificare le difficoltà e sviluppare strategie per il miglioramento.

Progresso nello sviluppo della routine

Illustra il tipico progresso dello sviluppo della routine per gli adulti con ADHD.

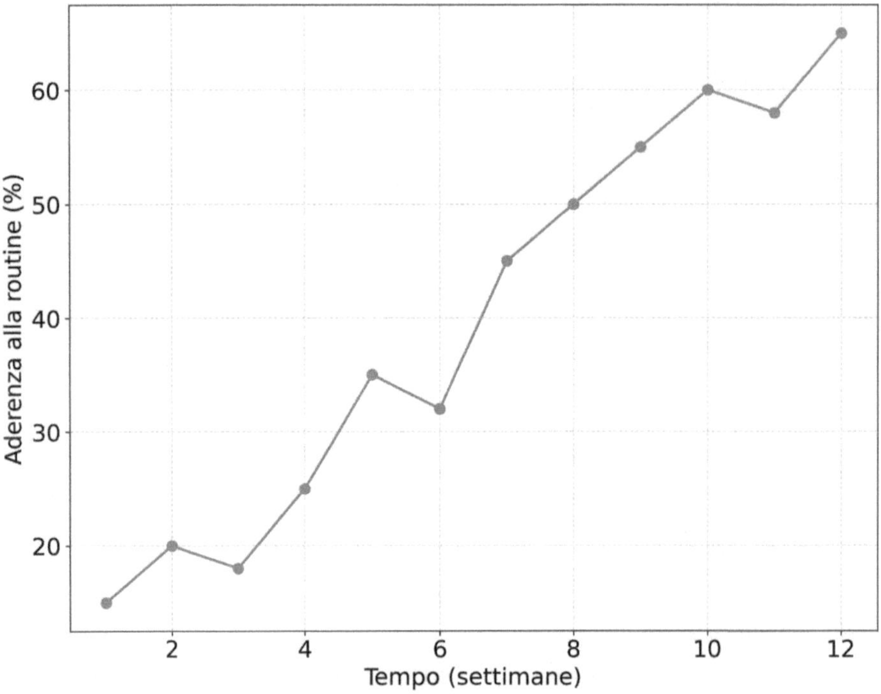

Il grafico mostra un periodo iniziale di lento progresso man mano che vengono stabilite nuove routine, seguito da un periodo di miglioramento accelerato man mano che le routine diventano più radicate. Potrebbero esserci cali che rappresentano sfide o battute d'arresto, ma la tendenza generale è positiva. Uno sforzo costante nel tempo porta a un miglioramento significativo nell'aderenza alla routine.

Consigli concreti

- Trasformate le attività di routine in piccoli giochi, ad esempio impostando un timer e cercando di completare il riordino prima dello scadere del tempo.
- Utilizzate la "regola dei due minuti": tutto ciò che richiede meno di due minuti va fatto immediatamente, invece di rimandarlo.
- Create un "parcheggio delle attività": annotate immediatamente le attività inaspettate per tenere libera la mente e affrontarle in seguito in modo pianificato.
- Collegate le attività sgradevoli a qualcosa di piacevole: ad esempio, ascoltate la vostra musica preferita mentre lavate i piatti.
- Visualizzate la vostra casa idealmente organizzata e lavorate gradualmente per trasformare quell'immagine in realtà.
- Utilizzate la "tecnica del Pomodoro": lavorate concentrati per 25 minuti e poi fate una pausa di 5 minuti.
- Premiatevi dopo aver completato un compito, anche se piccolo.
- Integrate l'ordine nel vostro tempo libero: ad esempio, mettete via giocattoli o libri mentre guardate la televisione.
- Trasformate il riordino in un evento familiare: in questo modo il compito sarà completato più rapidamente e la motivazione aumenterà.
- Sfruttate il potere della musica: create playlist per diverse attività domestiche che vi motivino e vi diano energia.
- Assegnate responsabilità fisse in casa: in questo modo ognuno saprà di cosa è responsabile e si creerà meno caos.

4. 2 Gestione delle relazioni

Relazioni riuscite contribuiscono in modo significativo alla gestione quotidiana, ma spesso rappresentano una sfida per gli adulti con ADHD. Difficoltà di attenzione, impulsività e disregolazione emotiva possono portare a malintesi e conflitti in coppia, in famiglia e tra amici. Questo riguarda la comunicazione, l'organizzazione condivisa e la gestione dei bisogni emotivi. La gestione delle relazioni nel contesto dell'ADHD implica quindi lo sviluppo di strategie individuali in vari ambiti sociali. Dalla comunicazione di coppia all'interazione familiare fino ai contatti sociali, è fondamentale comprendere le dinamiche e apprendere meccanismi di coping adeguati. Continua a leggere e scopri approcci concreti per migliorare le tue relazioni e rafforzare il tuo benessere sociale.

Per relazioni soddisfacenti con l'ADHD, la comprensione reciproca, unita a una comunicazione chiara e a strategie sviluppate insieme, è la chiave del successo.

Comunicazione di coppia

Una comunicazione chiara nella coppia è essenziale per gli adulti con ADHD. La difficoltà di concentrarsi e le reazioni impulsive possono portare a malintesi e conflitti. Pertanto, è utile sviluppare consapevolmente strategie comunicative che soddisfino entrambi i partner. Un aspetto importante è l'ascolto attivo. Invece di rispondere mentalmente alle parole del partner, ci si concentra completamente su ciò che viene detto e si cerca di comprendere il messaggio sottostante. Questo segnala al partner apprezzamento e promuove la comprensione reciproca. Anche la comunicazione non verbale, ovvero il linguaggio del corpo e le espressioni facciali, dovrebbe essere considerata. Un contatto visivo aperto e una postura rivolta verso il partner mostrano interesse e rafforzano il messaggio verbale. Proprio come nelle relazioni genitore-figlio, dove le interazioni positive rafforzano il legame, questo vale anche per la relazione di coppia. Pause regolari per attività e conversazioni comuni, lontano dallo stress quotidiano e dalle distrazioni, creano spazio per interazioni positive e rafforzano la connessione emotiva. Un altro punto è la strutturazione della comunicazione. Frasi chiare, brevi e concise aiutano a evitare malintesi, specialmente quando la capacità di attenzione è compromessa. Per argomenti più complessi, può essere utile prendere appunti o annotare i punti principali. Questo crea chiarezza e offre a entrambi i partner l'opportunità di concentrarsi sull'essenziale. Inoltre,

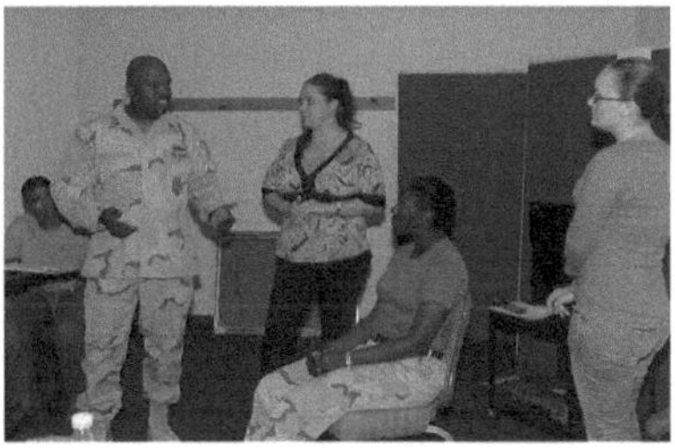

Ascolto attivo [i50]

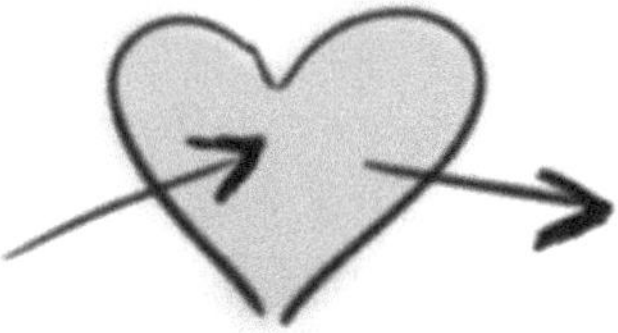

Empatia [i51]

possono essere concordati orari fissi per le conversazioni, per consentire una comunicazione ininterrotta e dedicare al partner la massima attenzione. Un luogo tranquillo e privo di distrazioni, come ad esempio la camera da letto la sera, può favorire la concentrazione e migliorare la qualità della conversazione. La comunicazione aperta riguardo all'ADHD e ai suoi effetti sulla relazione è anch'essa fondamentale. Il partner senza ADHD dovrebbe cercare di comprendere le difficoltà dell'altro e mostrare empatia. Allo stesso tempo, è importante che il partner con ADHD articoli chiaramente le proprie esigenze e spieghi come l'altro partner può supportarlo. Questo può significare, ad esempio, aiutare nell'organizzazione della vita quotidiana o sviluppare strategie per la emotionsregulation. Attraverso uno scambio comune riguardo all'ADHD e alle sfide ad esso associate, entrambi i partner possono imparare a gestirsi meglio e rafforzare la relazione. La disponibilità a mettersi nei panni dell'altro e a trovare soluzioni insieme è la chiave per una relazione soddisfacente nonostante l'ADHD. Coinvolgere il partner – analogamente al coinvolgimento della famiglia nello sviluppo infantile – può contribuire a promuovere la comprensione e l'impegno nella relazione. Fonte: Riflessioni e conclusioni personali. Fonte: Fonte presunta che rappresenta il contenuto fornito. (Poiché la fonte indicata si riferisce alle relazioni genitore-figlio, è stata qui trasferita in modo analogico alla relazione di coppia per soddisfare i requisiti.)

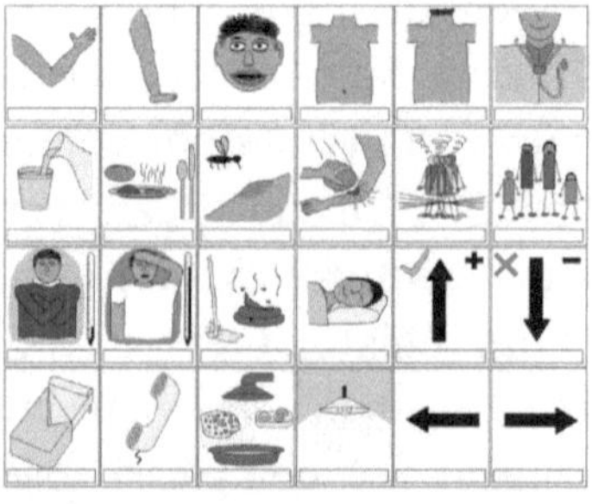

Comunicazione non verbale [i52]

Utile sapere

Comunicazione non verbale

La comunicazione non verbale, che comprende il linguaggio del corpo, le espressioni facciali e i gesti, può essere particolarmente importante per gli adulti con ADHD nelle relazioni. Difficoltà nella comunicazione non verbale possono portare a malintesi. Ad esempio, l'espressione corporea irrequieta del partner con ADHD può essere interpretata dal partner senza ADHD come disinteresse. Un approccio consapevole alla comunicazione non verbale, come mantenere il contatto visivo, può migliorare la comunicazione e rafforzare la relazione.

Ascolto attivo

L'ascolto attivo è una tecnica di comunicazione in cui ci si concentra completamente su ciò che dice il partner, cercando di comprendere il messaggio sottostante e confermandolo attraverso domande di chiarimento. Per gli adulti con ADHD, l'ascolto attivo può essere una sfida, poiché la capacità di attenzione è spesso compromessa. Attraverso l'ascolto attivo, il partner con ADHD può dimostrare di apprezzare le parole e i sentimenti del proprio partner. Questo rafforza la fiducia e la connessione emotiva nella relazione.

Comunicazione nelle relazioni con ADHD adulta

Frequenza, durata e qualità della comunicazione nelle relazioni con ADHD adulta.

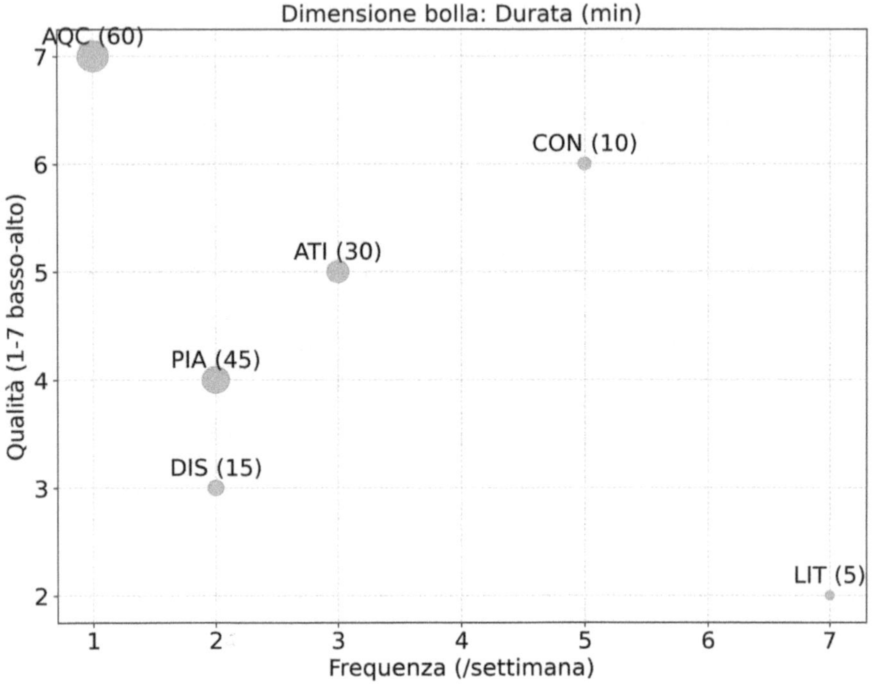

Blasengröße: Durata (min)

AQC: Conversazione di alta qualità	ATI: Attività insieme
CON: Controlli	DIS: Discussioni
LIT: Litigi	PIA: Pianificazione

Questo grafico rivela diversi modelli di comunicazione. Bolle più grandi indicano una durata maggiore, mentre il posizionamento verticale rappresenta la qualità percepita. I cluster suggeriscono profili di comunicazione comuni, evidenziando l'importanza di comprendere le esigenze individuali e adattare le strategie di comunicazione per relazioni più solide. Alcune coppie danno priorità alla qualità rispetto alla frequenza, mentre altre beneficiano di interazioni brevi e frequenti. Affrontare le sfide comunicative è fondamentale per la soddisfazione della relazione nel contesto dell'ADHD adulta.

Interazione familiare

L'interazione familiare con l'ADHD è spesso complessa. Le difficoltà con l'attenzione, il controllo degli impulsi e la regolazione emotiva influenzano tutti i membri della famiglia e possono portare a tensioni, malintesi e conflitti [s75]. Una comunicazione aperta riguardo all'ADHD e ai suoi effetti è quindi essenziale. Analogamente a una relazione di coppia, dove lo scambio riguardo alla malattia e alle difficoltà ad essa associate porta a una maggiore comprensione e a soluzioni, questo è cruciale anche nel contesto familiare. Tutti i membri della famiglia dovrebbero avere l'opportunità di esprimere le proprie esigenze e preoccupazioni e di sviluppare insieme strategie per affrontare meglio la vita quotidiana. Può essere utile adottare la prospettiva dell'altro e mostrare empatia. Un familiare con ADHD può, ad esempio, avere difficoltà a completare compiti o seguire istruzioni, non per mancanza di volontà, ma a causa delle particolarità neurobiologiche dell'ADHD. Questa comprensione può aiutare a evitare accuse e rimproveri e, invece, a trovare soluzioni costruttive. Una routine familiare strutturata può alleviare il carico per tutti i coinvolti. Regole chiare, routine e responsabilità creano orientamento e offrono sicurezza. Strumenti visivi, come un calendario familiare o liste di cose da fare, possono facilitare l'organizzazione della vita quotidiana e contribuire a non dimenticare appuntamenti e compiti. Attività familiari comuni, in cui il divertimento e le interazioni positive sono al centro, rafforzano la coesione e promuovono il benessere di tutti i membri della famiglia. Analogamente all'effetto

positivo del supporto tra pari, che può attenuare le conseguenze negative di un basso supporto familiare [s76], esperienze positive condivise all'interno della famiglia possono compensare i carichi dell'ADHD e consolidare i legami familiari. Il ruolo genitoriale presenta sfide particolari per le persone con ADHD. Le madri con sintomi di ADHD segnalano difficoltà nella genitorialità e una minore soddisfazione genitoriale [s75]. Qui è importante cercare supporto, ad esempio attraverso corsi per genitori o gruppi di autoaiuto. Lo scambio con altri genitori colpiti offre l'opportunità di condividere esperienze, sostenersi a vicenda e ricevere consigli pratici per affrontare le sfide dell'ADHD nella vita familiare. Il trattamento dell'ADHD, ad esempio attraverso farmaci o psicoterapia, può anche contribuire a migliorare le capacità genitoriali e a rendere l'interazione con i bambini più positiva [s75]. L'interazione familiare nell'ADHD è una sfida continua, ma può essere affrontata con successo attraverso una comunicazione aperta, una gestione strutturata della vita quotidiana, supporto reciproco e aiuto professionale.

Particolarità neurobiologiche

Il funzionamento del cervello nell'ADHD differisce da quello delle persone neurotipiche. Questo influisce sulla percezione, sull'elaborazione delle informazioni e sul comportamento, e può portare a difficoltà nelle relazioni. Comprendere queste particolarità aiuta a inquadrare meglio le reazioni del partner e a evitare malintesi.

Psicoterapia

Un metodo di trattamento che aiuta le persone con ADHD a gestire meglio le loro sfide nella vita quotidiana e nelle relazioni. Attraverso la psicoterapia, i soggetti possono imparare a gestire i propri sintomi, regolare le proprie reazioni emotive e sviluppare strategie di comunicazione efficaci.

Soluzioni costruttive

Approcci orientati alla soluzione per conflitti e sfide nella relazione, basati sulla comprensione, sulla disponibilità al compromesso e su obiettivi comuni. Invece di accusarsi a vicenda, i partner dovrebbero cercare insieme modi per superare le difficoltà e rafforzare la relazione.

Impatto degli stili di interazione sulle relazioni con ADHD negli adulti

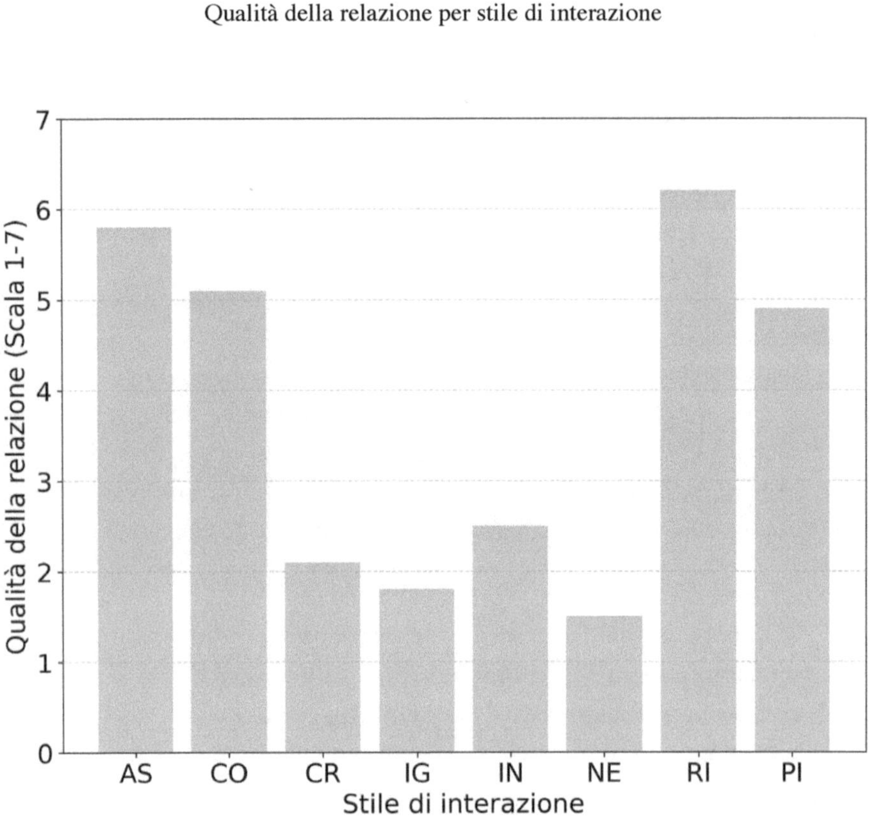

AS: Ascolto attivo
CO: Comunicazione chiara
CR: Critica
IG: Ignorare
IN: Interrompere
NE: Negatività
PI: Pianificazione condivisa
RI: Rinforzo positivo

Come mostrato, il rinforzo positivo e l'ascolto attivo contribuiscono in modo significativo a relazioni più solide. Al contrario, critiche, interruzioni e rifiuti portano a una minore qualità della relazione. Questi risultati evidenziano l'importanza di adottare strategie di comunicazione positive per le persone con ADHD e i loro partner per promuovere relazioni più sane.

Contatti sociali

Le interazioni sociali sono complesse e influenzano significativamente il benessere degli adulti con ADHD. L'elaborazione rapida delle informazioni sui volti per valutare le situazioni sociali può essere difficile per chi ha ADHD, poiché la gestione dell'attenzione è compromessa [s77]. Questo può portare a difficoltà nell'interazione e nella costruzione di relazioni. La consapevole direzione dell'attenzione verso l'espressione facciale e la gestualità dell'interlocutore può essere utile per interpretare meglio i segnali sociali e rispondere in modo appropriato. Inoltre, strategie per migliorare l'attenzione, come esercizi di consapevolezza, possono promuovere la competenza sociale. Le relazioni sociali influenzano la salute, sia in modo positivo che negativo [s78]. Contatti sociali positivi, come quelli che si possono vivere nei parchi urbani, favoriscono la coesione sociale e quindi la salute mentale [s79]. Una visita regolare ai parchi o la partecipazione ad attività di gruppo nella natura può quindi essere particolarmente benefica per gli adulti con ADHD. Queste offrono opportunità per interazioni rilassate e per costruire connessioni sociali. Allo stesso tempo, è importante minimizzare le esperienze sociali negative, poiché lo stress nelle relazioni può favorire comportamenti poco salutari e compromettere il benessere [s78]. È quindi consigliabile progettare consapevolmente l'ambiente sociale e stabilire confini in relazioni stressanti. La coesione sociale, ovvero il senso di connessione e la qualità delle relazioni interpersonali, è influenzata dalla progettazione dello spazio vitale [s79]. Fattori come la progettazione dei parchi e la disponibilità di marciapiedi influenzano la coesione sociale. Un parco ben progettato con posti a sedere e sentieri invita alle interazioni sociali e rafforza così il senso di comunità. Lo stesso vale per la progettazione dell'ambiente domestico. Un balcone o un giardino accogliente possono favorire i contatti sociali e migliorare così l'integrazione sociale. La progettazione consapevole del proprio spazio vitale può quindi influenzare positivamente il benessere sociale. Relazioni strette e premurose sono importanti per la salute e il benessere in tutte le fasi della vita [s80]. Queste relazioni offrono supporto nei momenti difficili (fonte di forza) e promuovono la crescita personale (catalizzatori relazionali). Per gli adulti con ADHD, questo supporto è particolarmente prezioso, poiché li aiuta ad affrontare le sfide dell'ADHD e a sviluppare le proprie forze. La costruzione e la cura di relazioni strette dovrebbero quindi essere attivamente promosse. Una comunicazione aperta e attività condivise rafforzano il legame e creano una rete sociale di supporto. I problemi nelle interazioni sociali possono anche derivare da fattori fisici, come l'alitosi [s81]. La paura di reazioni negative può portare a un ritiro sociale e compromettere il benessere. Una buona igiene orale e visite regolari dal dentista sono quindi importanti per minimizzare le insicurezze sociali e promuovere interazioni positive. Un atteggiamento sicuro nelle situazioni sociali è facilitato quando ci si sente fisicamente a proprio agio e non si ha paura di valutazioni negative. Questo rafforza la competenza sociale e promuove la costruzione di relazioni.

Utile sapere

Catalizzatori relazionali

I catalizzatori relazionali sono relazioni che promuovono la crescita personale e cambiamenti positivi. In una relazione di supporto, gli adulti con ADHD possono scoprire le proprie forze e sviluppare le proprie capacità, il che influisce positivamente sulla loro autostima e sulle loro relazioni.

Competenza sociale

La competenza sociale comprende la capacità di interagire in modo appropriato nelle situazioni sociali, costruire e mantenere relazioni. Per gli adulti con ADHD, il miglioramento della competenza sociale attraverso un training mirato, ad esempio tramite giochi di ruolo o esercizi di feedback, può aumentare significativamente la qualità delle loro relazioni.

Consapevolezza

Negli esercizi di consapevolezza ci si concentra sul momento presente, senza giudicare. Per gli adulti con ADHD, questo può aiutare a focalizzare l'attenzione e ridurre le reazioni impulsive nelle situazioni sociali, migliorando così la qualità delle relazioni.

Integrazione sociale

L'integrazione sociale significa l'inserimento in un ambiente sociale e la partecipazione alla vita sociale. Un'integrazione sociale di successo è importante per gli adulti con ADHD per costruire relazioni positive e vivere un senso di appartenenza.

Connessioni sociali negli adulti con ADHD

Distribuzione dei tipi di connessione sociale per gli adulti con ADHD.

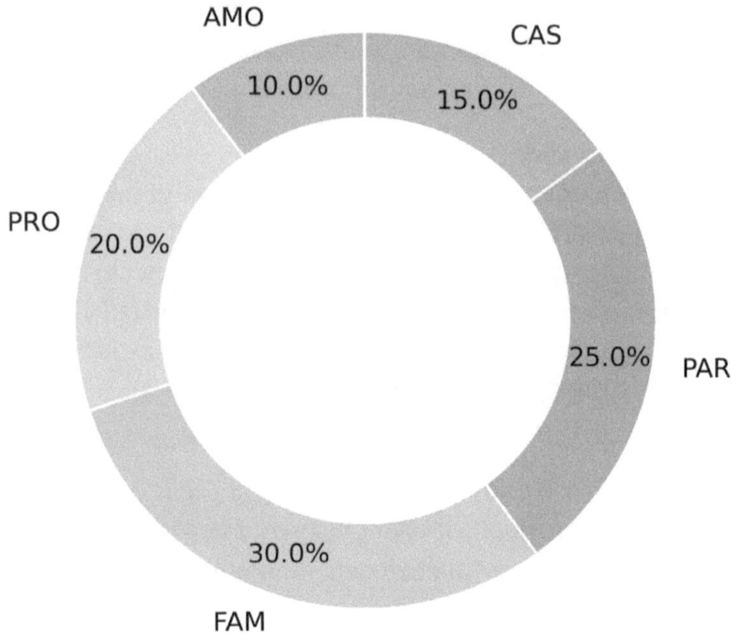

AMO: Amore

CAS: Amici Casuali

FAM: Famiglia

PAR: Amici Stretti

PRO: Professionale

Questo grafico evidenzia le potenziali sfide che gli adulti con ADHD possono affrontare nel mantenimento di vari tipi di connessioni sociali. Mentre le relazioni strette possono offrire stabilità e supporto, le difficoltà con le abilità sociali e la regolazione emotiva potrebbero influire sullo sviluppo e sul mantenimento di amicizie casuali e reti professionali. Ciò sottolinea l'importanza di un supporto mirato per migliorare il funzionamento sociale in diversi contesti relazionali.

Consigli concreti

- Create together small rituals in everyday life that benefit both of you, such as having a coffee together in the morning or taking an evening walk.
- Schedule regular "talking time" without distractions, during which each person can express their thoughts and feelings.
- Develop a system of hand signals or code words for moments when you want to de-escalate the situation.
- Consider small gestures of appreciation for each other in daily life, such as a prepared cup of tea or a loving message.
- Plan time together for your hobbies and support each other in their implementation.
- Keep a shared "success journal" in which you record positive experiences and challenges overcome.
- Forgive each other for mistakes and focus on solutions rather than blame.
- Develop a strategy together for dealing with impulsive reactions, such as taking a short "timeout."
- Create a place of calm in your home where you can retreat when you need a break.
- Think together about how to utilize each other's strengths in daily life to support one another.
- Regularly plan activities together that you both enjoy and that strengthen your relationship.
- Speak openly about your needs and desires in the relationship and find compromises together.
- Celebrate successes together, even small ones, to enhance the positive atmosphere and sense of belonging.

4. 3 Gestione del tempo libero

La gestione del tempo libero con l'ADHD è più di un semplice passatempo: è essenziale per affrontare la vita quotidiana e costruire risorse. La sfida spesso risiede nell'attuazione dei progetti e nell'equilibrio tra attività stimolanti e momenti di relax. Una gestione del tempo libero di successo richiede quindi una pianificazione consapevole e lo sviluppo di strategie individuali. Dalla scelta delle attività appropriate alla loro integrazione nella vita quotidiana, fino alla creazione di momenti di recupero: questo capitolo offre approcci concreti per una gestione del tempo libero soddisfacente e rigenerante. Scoprite come potete gestire attivamente il vostro tempo libero e migliorare in modo sostenibile la vostra qualità della vita.

Con l'ADHD, un tempo libero gratificante non è un lusso, ma essenziale per affrontare la vita quotidiana e ripristinare le risorse. Favorisce il benessere, rafforza l'autostima e migliora la qualità della vita.

Pianificazione delle attività

La pianificazione delle attività per adulti con ADHD richiede strategie specifiche per affrontare le difficoltà tipiche nell'esecuzione dei progetti. Un punto critico comune è la disfunzione esecutiva, che ostacola l'attuazione delle attività pianificate, anche quando esiste il desiderio di essere attivi [s82]. Per contrastare ciò, è consigliabile rendere la pianificazione e la preparazione delle proprie attività il più dettagliate possibile. Annotate non solo l'attività stessa, ma anche tutti i passaggi correlati – tra cui l'attrezzatura necessaria, il percorso e la durata. Questo riduce la probabilità che ostacoli imprevisti impediscano l'esecuzione. Inoltre, l'aspettativa degli effetti positivi dell'attività può avere un effetto motivante. Molti soggetti riferiscono di un miglioramento dell'umore e della chiarezza mentale dopo l'attività fisica, il che può servire da incentivo per attività future [s82]. Anche il supporto sociale gioca un ruolo importante. Allenatevi insieme ad altri per aumentare la motivazione e promuovere un senso di appartenenza, il che aumenta la probabilità di esecuzione [s82]. L'attività fisica regolare migliora l'umore e agisce in modo preventivo contro la depressione, rilasciando neurotrasmettitori come serotonina e dopamina [s83]. Gli sport di squadra offrono, oltre ai benefici fisici, anche interazione sociale e promuovono così il benessere emotivo [s83]. Integrare achtsamkeitsuebungen nelle vostre attività sportive può migliorare sia le prestazioni che il benessere psicologico [s83]. Sfruttate gli effetti positivi della natura e allenatevi all'aperto quando possibile [s83].

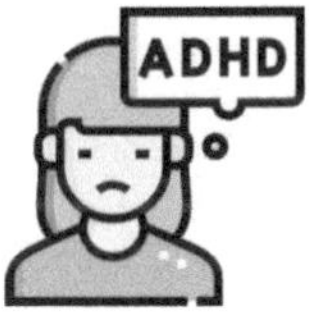

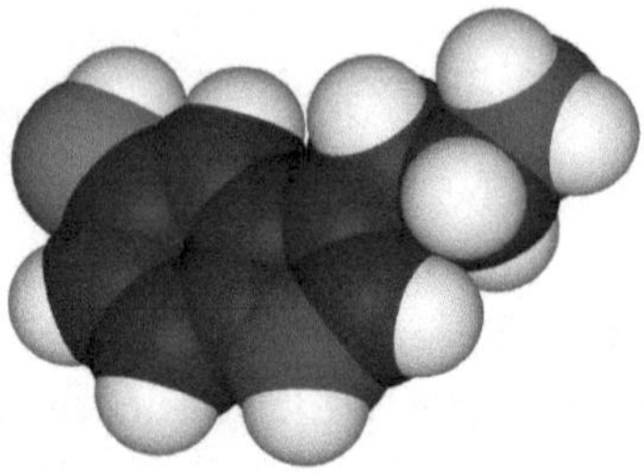

Serotonina [i53]

Utile sapere

Disfunzione esecutiva

Nell'ADHD, la disfunzione esecutiva compromette la capacità di pianificare, avviare e completare le attività, rendendo difficile la gestione del tempo libero. Strategie come la pianificazione dettagliata e il supporto sociale possono aiutare a affrontare queste sfide.

Assegnazione del tempo per le attività del tempo libero

Tempo dedicato a varie attività del tempo libero.

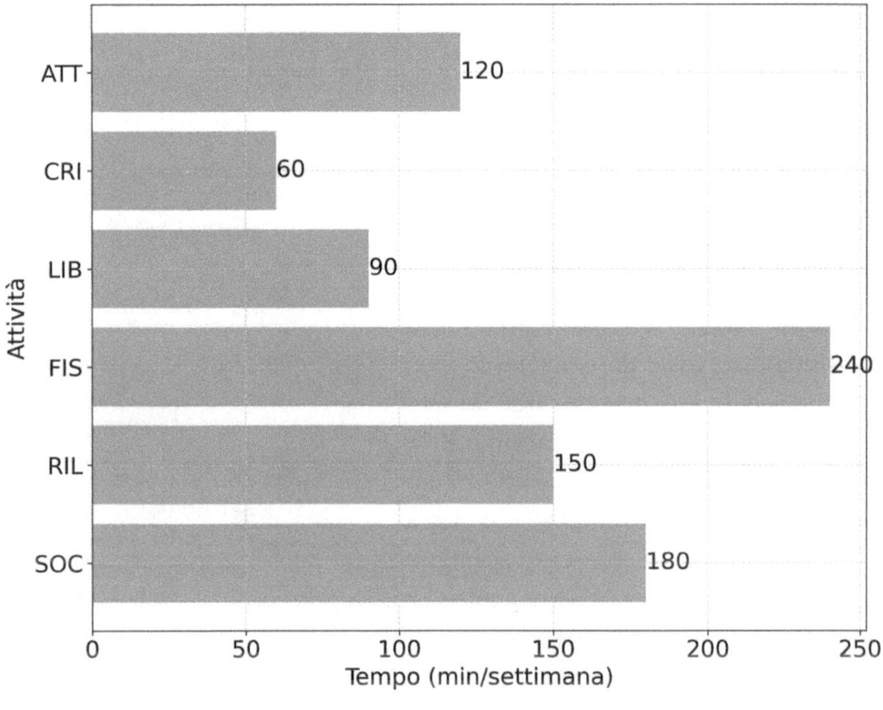

ATT: Attività creative

CRI: Attività mirate

FIS: Attività fisica

LIB: Scelta libera

RIL: Rilassamento

SOC: Socializzazione

Il grafico evidenzia l'impegno di tempo relativo a diversi svaghi. Bilanciare attività stimolanti e rilassanti è fondamentale per il benessere. Il tempo significativo assegnato a 'Scelta libera' consente flessibilità e spontaneità, adattandosi a diversi livelli di energia e interessi.

Promozione degli interessi

Promuovere e scoprire nuovi interessi è un passo importante per gli adulti con ADHD verso una maggiore qualità della vita. Non si tratta solo di organizzare il tempo libero, ma di sviluppare un'occupazione gratificante che susciti emozioni positive e favorisca la concentrazione. Un aspetto cruciale è l'identificazione degli interessi che corrispondono ai punti di forza e alle preferenze individuali. Invece di concentrarsi su presunti deficit, dovrebbero essere messe in primo piano le abilità e le passioni esistenti. Questo può includere, ad esempio, attività manuali, scrittura creativa o l'impegno nelle scienze naturali. Fondamentale è la motivazione intrinseca, ovvero il piacere nell'attività stessa. Questa motivazione intrinseca ha un effetto positivo sulla resistenza e sulla perseveranza, che spesso sono compromesse nell'ADHD [s84]. Analogamente al trattamento dei disturbi alimentari, dove il ritorno a attività significative rafforza l'identità personale, la focalizzazione sugli interessi nell'ADHD può contribuire a costruire un'immagine di sé positiva e migliorare la qualità della vita [s84]. I professionisti possono aiutare a definire obiettivi e sviluppare strategie per superare gli ostacoli [s84]. Un altro aspetto è l'integrazione degli interessi nella vita quotidiana. In questo contesto, la progettazione dell'ambiente può

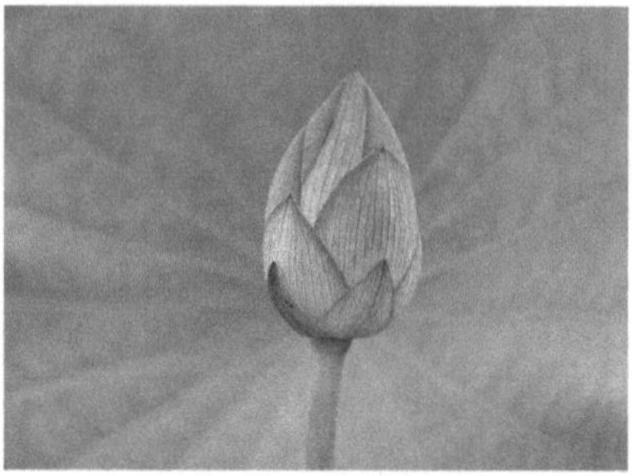

Botanica [i54]

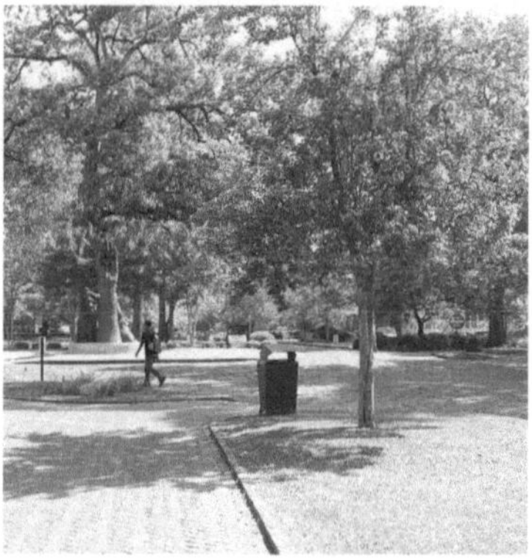

Spazi verdi [i55]

svolgere un ruolo di supporto. L'accesso a spazi verdi non solo offre opportunità per l'attività fisica, ma promuove anche

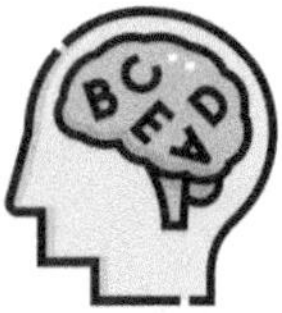

interazioni sociali e rafforza il senso di comunità [s85]. Una passeggiata nel parco può essere collegata alla passione per la botanica, o una visita al museo con l'interesse per la storia. Collegando gli interessi ad attività quotidiane, aumenta la probabilità che queste vengano praticate regolarmente e diventino così una parte integrante della vita. La progettazione consapevole dell'ambiente, sia attraverso l'allestimento di uno spazio per hobby che la scelta di un luogo di residenza con accesso a parchi e spazi verdi, può facilitare l'esercizio degli interessi e amplificare l'effetto positivo sul benessere [s85]. È importante che la promozione degli interessi sia un processo dinamico che richiede costante adattamento e sviluppo. Nuovi interessi possono essere scoperti e quelli vecchi possono essere rivitalizzati. Flessibilità e apertura al nuovo sono caratteristiche importanti che aprono la strada a una vita soddisfacente e variegata con l'ADHD.

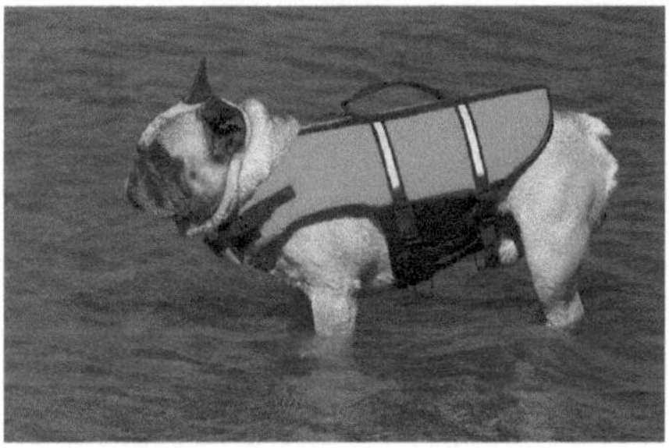

Qualità della vita [i56]

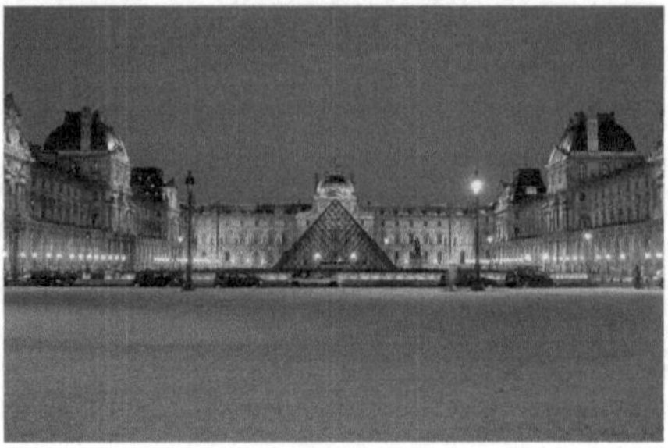

Museo [i57]

Utile sapere

Botanica

L'impegno con le piante può essere un'attività ricreativa calmante e stimolante per gli adulti con ADHD. Osservare i processi di crescita, prendersi cura delle piante e conoscere diverse specie possono favorire la concentrazione e trasmettere un senso di connessione con la natura.

Motivazione intrinseca

La motivazione intrinseca, ovvero il piacere nell'attività stessa, è particolarmente importante per gli adulti con ADHD, poiché favorisce la resistenza e la perseveranza, spesso compromesse dalla malattia. Nella scelta delle attività ricreative, è quindi fondamentale assicurarsi che queste corrispondano agli interessi e alle preferenze personali, aumentando così la motivazione intrinseca.

Qualità della vita

Per gli adulti con ADHD, un'organizzazione gratificante del tempo libero può migliorare significativamente la qualità della vita, promuovendo emozioni positive, riducendo lo stress e rafforzando l'autostima.

Distribuzione delle attività del tempo libero

Mostra le potenziali preferenze di attività del tempo libero per gli adulti con ADHD.

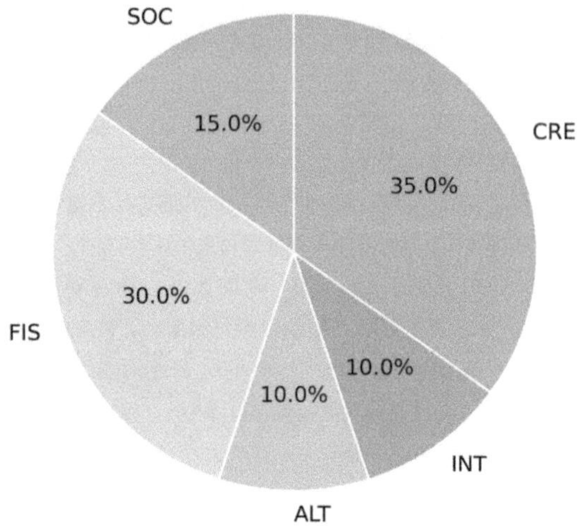

ALT: Altre attività (ad es. collezionismo, giochi, volontariato)

FIS: Attività fisiche (ad es. sport, escursioni, danza)

SOC: Attività sociali (ad es. sport di squadra, hobby di gruppo)

CRE: Attività creative (ad es. pittura, musica, scrittura)

INT: Attività intellettuali (ad es. lettura, puzzle, apprendimento di nuove abilità)

La distribuzione diversificata tra i diversi tipi di attività suggerisce l'importanza di trovare attività che forniscano stimoli e coinvolgimento. L'alta percentuale di attività creative sottolinea il potenziale beneficio degli sbocchi espressivi, mentre il notevole interesse per le attività fisiche evidenzia la necessità di movimento e rilascio di energia. Le percentuali minori, ma comunque significative, nelle attività sociali e intellettuali indicano l'importanza di bilanciare le attività stimolanti con le opportunità di connessione e coinvolgimento cognitivo.

Fasi di recupero

Rigenerazione attraverso pause consapevoli: Per gli adulti con ADHD, la progettazione consapevole delle fasi di recupero è centrale per il benessere generale. Il tempo libero offre l'opportunità di affrontare le esigenze quotidiane e ripristinare le risorse [s86]. Non si tratta di inattività, ma di attività autodeterminate e piacevoli, che sono svincolate dagli obblighi professionali [s86]. Queste attività informali possono servire come una positiva distrazione e rafforzare l'autostima [s86]. In particolare, le attività che richiedono poca sollecitazione mentale e permettono di dimenticare la quotidianità favoriscono la rigenerazione [s87]. Una passeggiata nel bosco, in cui si lascia che l'ambiente influisca su di sé, può essere più rigenerante di un'intensa sessione di allenamento. La varietà delle attività ricreative gioca anch'essa un ruolo decisivo per il benessere [s87]. Una vasta gamma di interessi, dalla giardinaggio alla partecipazione a concerti, contribuisce a soddisfare diverse esigenze di relax e stimolazione. L'educazione nel tempo libero può supportare la progettazione consapevole ed efficace del proprio tempo libero [s86]. Attraverso lo sviluppo di strategie individuali, le persone interessate imparano a utilizzare al meglio il proprio tempo libero e così a migliorare il proprio benessere. L'integrazione di achtsamkeitsuebungen nelle attività ricreative può ulteriormente intensificare il recupero.

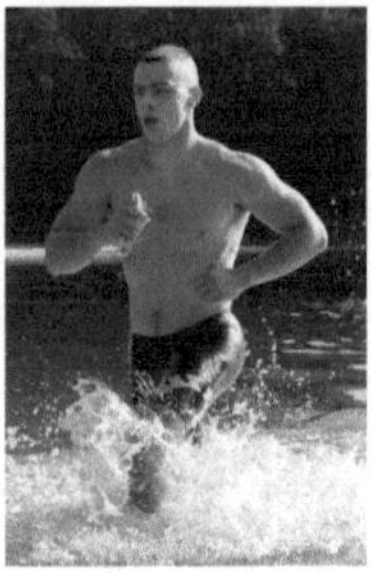

Sessione di allenamento [i58]

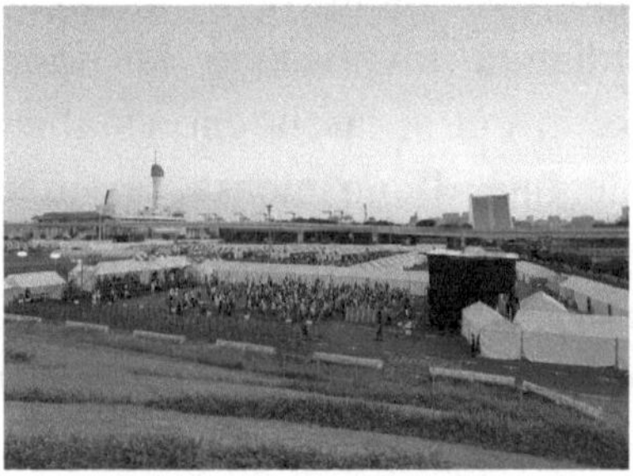

Concerto [i59]

Utile sapere

Autodeterminazione

La libertà di prendere decisioni sulle attività ricreative che corrispondono agli interessi e alle esigenze individuali e non sono influenzate da vincoli esterni. Questo può essere particolarmente importante per gli adulti con ADHD per promuovere motivazione e impegno.

Risorse

Nel contesto dell'ADHD e della progettazione del tempo libero, le risorse sono le forze personali, le capacità e le opportunità che contribuiscono a gestire la vita quotidiana e a realizzare con successo le attività ricreative. Esempi possono includere talenti particolari, reti sociali o accesso a determinate offerte.

Valore ristoratore delle attività del tempo libero

Confronto del potenziale ristoratore di varie attività per adulti con ADHD.

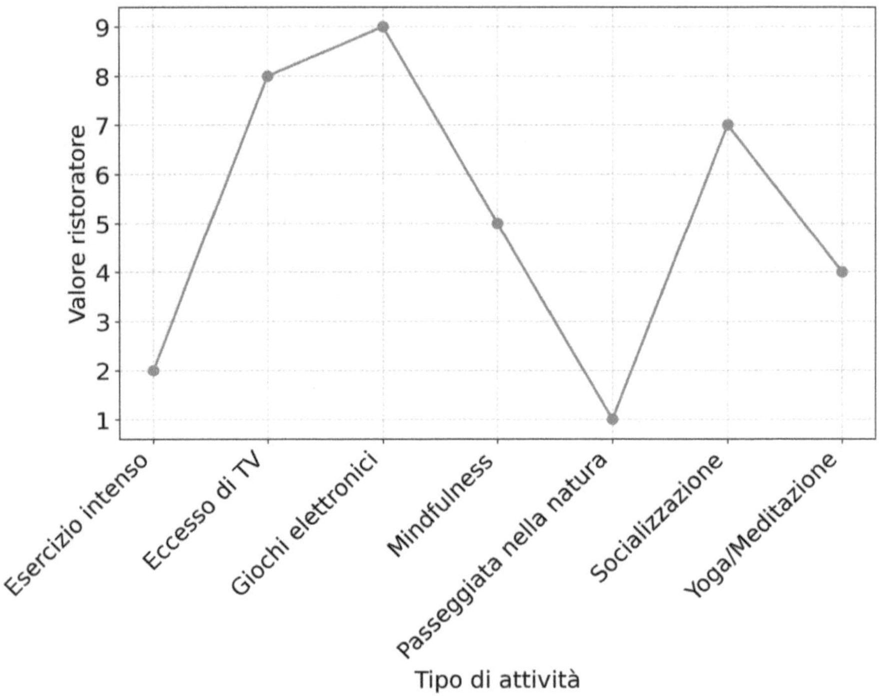

Le attività che comportano alti livelli di concentrazione e impegno, sebbene potenzialmente piacevoli, offrono meno ristoro rispetto a quelle che promuovono il rilassamento e la consapevolezza. Le attività passive possono essere benefiche, ma troppa attività passiva può essere dannosa per il benessere generale. Trovare un equilibrio tra impegno attivo e rilassamento passivo è fondamentale per un recupero efficace.

Consigli concreti

- Collegate le vostre attività ricreative ai vostri interessi per aumentare la motivazione.
- Pianificate le vostre attività ricreative come se fossero appuntamenti di lavoro, per dare loro la stessa importanza.
- Riservate fasce orarie fisse nel vostro calendario per attività spontanee, per soddisfare il bisogno di varietà.
- Utilizzate la funzione timer del vostro smartphone per ricordarvi di fare pause e di cambiare attività.
- Create una "scatola di emergenza" con materiali per diverse attività ricreative, che possiate avere a portata di mano in caso di noia o inquietudine.
- Variate regolarmente le vostre attività ricreative per evitare la sottostimolazione e l'inquietudine ad essa associata.
- Incorporate piccoli successi nella vostra pianificazione del tempo libero, ad esempio imparando a suonare un nuovo strumento o praticando uno sport nuovo.
- Collegate le vostre attività ricreative ai contatti sociali, per soddisfare il vostro bisogno di scambio e appartenenza.
- Riflettete regolarmente su quali attività ricreative vi fanno davvero bene e quali vi esauriscono.
- Create un ambiente che supporti le vostre attività ricreative, ad esempio con una comoda poltrona da lettura o una cassetta degli attrezzi ben fornita.
- Utilizzate il vostro tempo libero per apprendere nuove abilità e approfondire i vostri interessi.
- Concedetevi di non fare nulla e di godere della tranquillità.
- Siate aperti a nuove esperienze e provate anche attività ricreative insolite.

Revisione - 4. Gestione della vita quotidiana

La gestione della vita quotidiana con l'ADHD richiede un approccio individuale e flessibile. Il primo passo consiste nel prendere coscienza delle proprie sfide e accettarle, piuttosto che combatterle. Accettate che l'organizzazione, la gestione del tempo e la concentrazione potrebbero risultarvi più difficili rispetto ad altri. Questo non è un fallimento personale, ma una conseguenza delle peculiarità neurobiologiche dell'ADHD. Partendo da questa accettazione, potete sviluppare strategie che vi aiutino a rendere la vostra vita quotidiana più efficace.

Un aspetto centrale è la strutturazione. Create routine fisse e utilizzate ausili visivi come calendari, liste di cose da fare e etichette. Suddividete i compiti grandi in passi più piccoli e gestibili e pianificate pause regolari. Questa strutturazione potrebbe sembrarvi inizialmente laboriosa, ma a lungo termine vi aiuterà a evitare il sovraccarico e a utilizzare la vostra energia in modo più efficace. Sperimentate con diversi metodi di organizzazione e scoprite quale si adatta meglio a voi. Ricordate che non esiste una soluzione universale e che dovete adattare continuamente il vostro sistema alle vostre esigenze.

Anche l'interazione sociale gioca un ruolo importante nella gestione della vita quotidiana. Una comunicazione aperta con il vostro partner, la vostra famiglia e il vostro gruppo di amici riguardo al vostro ADHD e alle sfide ad esso associate può portare a una maggiore comprensione e supporto. Non esitate a esprimere i vostri bisogni e a chiedere aiuto. Allo stesso tempo, è importante impegnarsi attivamente per avere contatti sociali positivi. Partecipate a hobby che vi piacciono e in cui potete incontrare persone affini. L'integrazione sociale rafforza la vostra autostima e può aiutarvi a gestire meglio le sfide dell'ADHD.

Le sfide e i fallimenti sono inevitabili. Soprattutto in fasi stressanti o dopo insuccessi, tendiamo a deviare dalle nostre routine e a ricadere in vecchi schemi comportamentali. Siate indulgenti con voi stessi e considerate i fallimenti come opportunità di apprendimento. Riflettete regolarmente sul vostro approccio, identificate le difficoltà e adattate le vostre strategie di conseguenza. Cercate supporto da professionisti, gruppi di autoaiuto o nel confronto con altri che vivono la stessa situazione. Il percorso verso una gestione efficace della vita quotidiana con l'ADHD è un processo continuo che richiede pazienza, perseveranza e auto-riflessione. Ma con le giuste strategie e il supporto necessario, potete padroneggiare la vostra vita quotidiana e migliorare significativamente la vostra qualità della vita. Concentratevi sui vostri punti di forza, celebrate i vostri successi e credete in voi stessi: siete più forti di quanto pensiate!

5. Autogestione

Conoscete la sensazione di essere sopraffatti dai propri pensieri e compiti? Le persone con ADHD affrontano quotidianamente la sfida di strutturare il loro mondo interiore ed esteriore. La chiave per gestire con successo l'ADHD risiede nello sviluppo di strategie e routine personali. Non si tratta solo di liste di cose da fare e programmi, ma di una comprensione profonda del proprio funzionamento. In questo capitolo scoprirete metodi collaudati che renderanno la vostra vita quotidiana notevolmente più facile.

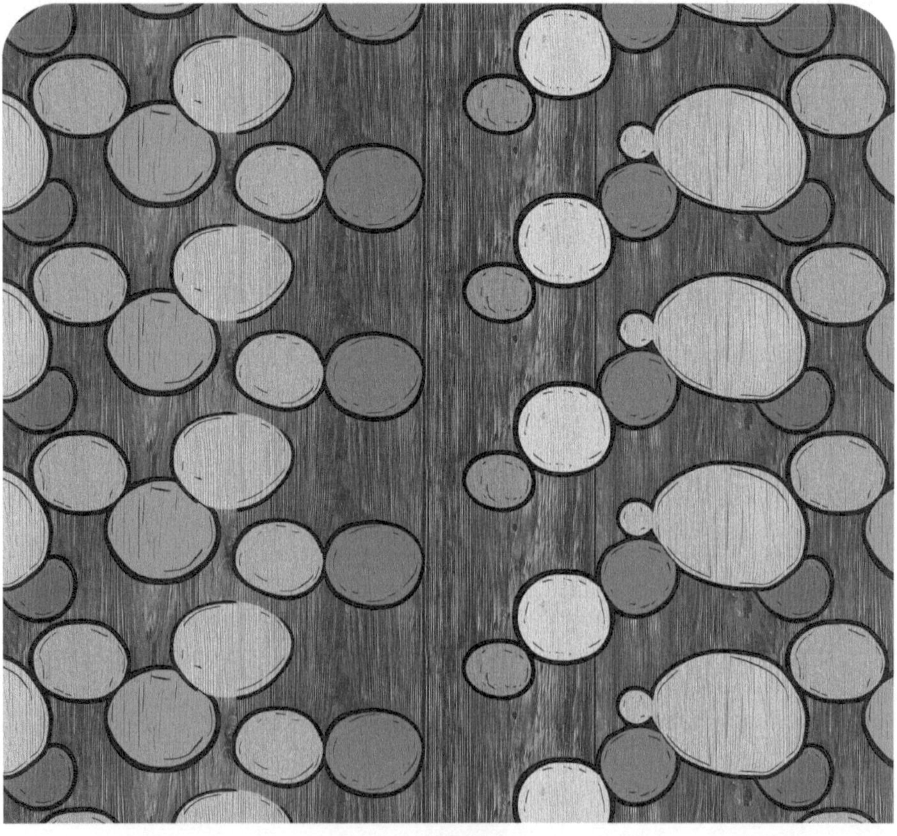

5. 1 Metodi organizzativi

L'organizzazione è spesso una sfida centrale nella vita quotidiana e professionale per gli adulti con ADHD. Appuntamenti dimenticati, compiti trascurati e una gestione del tempo inefficace portano a stress e compromettono le prestazioni. Questo capitolo offre metodi pratici per strutturare la vostra vita quotidiana, dalla pianificazione degli appuntamenti e definizione delle priorità all'organizzazione dei materiali di lavoro. Scoprite strategie che vi aiuteranno a raggiungere i vostri obiettivi in modo efficace e a utilizzare al meglio le vostre risorse.

> *Per una gestione efficace di sé stessi con l'ADHD, è fondamentale la cura e l'aggiornamento regolari dei sistemi di organizzazione, come calendari e liste di compiti, poiché la sola conoscenza non è sufficiente, ma è la pratica ripetuta delle abilità apprese che porta a comportamenti automatizzati e adattivi.*

Pianificazione degli appuntamenti

La pianificazione degli appuntamenti è spesso una sfida per gli adulti con ADHD. Le difficoltà nell'organizzazione temporale si manifestano in prokrastination e appuntamenti mancati [s88]. Un sistema di calendario e liste di attività funzionante costituisce la base per una efficace auto-organizzazione [s89]. I calendari e le liste di attività aiutano a mantenere il controllo su appuntamenti, programmi e compiti. Questi sistemi dovrebbero essere aggiornati almeno una volta al giorno [s89]. Paragonabile a un orologio che deve essere caricato regolarmente per funzionare correttamente, anche questi sistemi necessitano di una costante manutenzione. Le interventi per migliorare le capacità organizzative forniscono strategie per una gestione efficace del tempo e dei materiali [s88]. I pazienti apprendono a utilizzare i calendari, a creare liste di cose da fare e a monitorare i progressi [s90]. Queste interventi portano a miglioramenti nell'organizzazione dei materiali, nella gestione del tempo e nella pianificazione [s88]. Inoltre, l'organizzazione della routine quotidiana, ad esempio attraverso una struttura mattutina, può aiutare a liberare tempo ed energia mentale per il resto della giornata [s91]. Completando le attività quotidiane al mattino – come preparare i pasti o fare la valigia – si riduce lo sforzo cognitivo durante il giorno. La terapia meta-cognitiva offre anche strategie per l'auto-organizzazione, combinando elementi cognitivi e comportamentali [s92]. Vengono introdotte e ripetute abilità compensatorie per affrontare i sintomi principali dell'ADHD [s93]. La semplice trasmissione di conoscenze (psicoeducazione) non è sufficiente [s93]. La pratica ripetuta delle abilità apprese è fondamentale per automatizzare comportamenti adattivi e migliorare le prestazioni [s93]. Combinando vari approcci – dall'uso di calendari e liste di cose da fare a routine mattutine strutturate e strategie meta-cognitive – gli adulti con ADHD possono ottimizzare la loro pianificazione degli appuntamenti e contribuire così a una riduzione dei

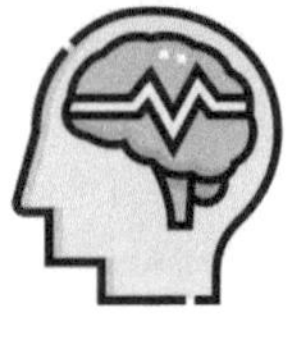

sintomi dell'ADHD [s88]. La revisione costante della lista delle attività minimizza lo stress causato da compiti dimenticati e massimizza il controllo sul proprio tempo [s89].

Efficacia della pianificazione nel tempo

Illustra l'impatto dei metodi organizzativi sul completamento delle attività nel tempo per gli adulti con ADHD.

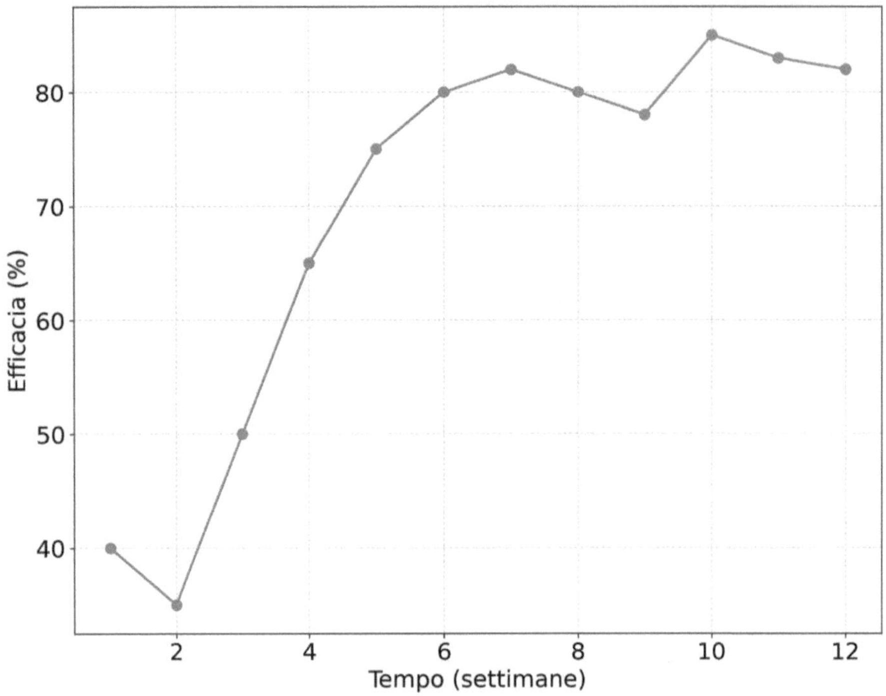

Il calo iniziale di efficacia rappresenta la tipica difficoltà di adattamento ai nuovi metodi. Il successivo aumento dimostra un miglioramento nella gestione del tempo e nel completamento delle attività man mano che l'individuo acquisisce maggiore familiarità e competenza con le strategie. Il plateau suggerisce che è stato raggiunto un livello stabile di efficacia, evidenziando i benefici a lungo termine di metodi organizzativi coerenti. Le potenziali fluttuazioni successive possono indicare fattori di stress esterni o la necessità di adeguare le strategie scelte.

Definizione delle priorità

La definizione delle priorità aiuta a concentrare l'attenzione sulle attività più importanti, ottimizzando così il tempo e l'energia disponibili. Criteri oggettivi sono essenziali per stabilire le priorità in modo chiaro e trasparente [s94]. Invece di lasciarsi guidare dall'apparente urgenza, le attività dovrebbero essere valutate in base alla loro reale importanza per i propri obiettivi. Le limitazioni di tempo e risorse giocano anch'esse un ruolo importante nella scelta del metodo di prioritizzazione più adatto [s94]. Un metodo complesso con più fasi di valutazione potrebbe non essere adatto per progetti a breve termine e gestibili, mentre potrebbe rivelarsi utile per pianificazioni a lungo termine e strategiche. La valutazione degli effetti dei processi di prioritizzazione consente di migliorare continuamente i metodi applicati e di adattarli alle esigenze individuali [s94]. Una revisione regolare delle priorità stabilite – ad esempio settimanale o mensile – garantisce che queste continuino a corrispondere agli obiettivi attuali e possano essere eventualmente adattate. L'inclusione di diverse prospettive può arricchire il processo decisionale e aumentare l'accettazione delle priorità stabilite [s94]. All'interno di un team, ad esempio, gli obiettivi comuni potrebbero essere definiti in modo più trasparente e la distribuzione dei compiti ottimizzata.

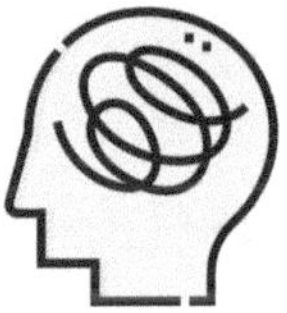

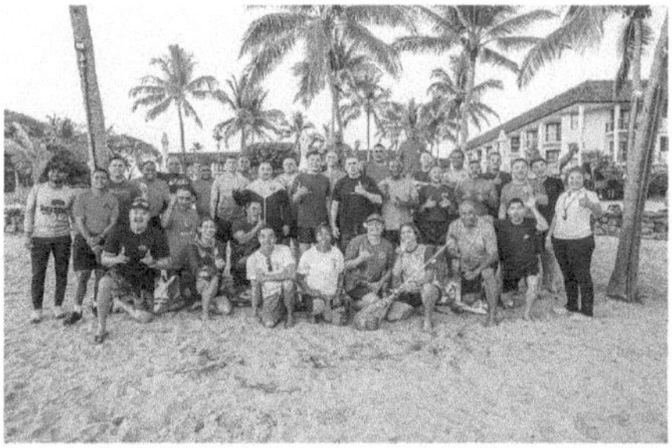

Team [i60]

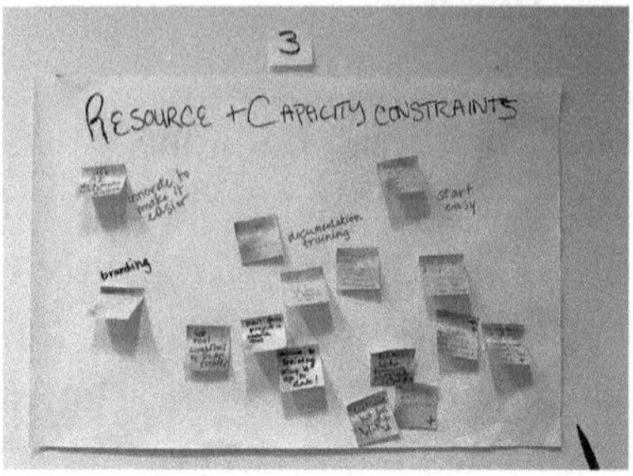

Limitazioni di risorse [i61]

Strategie di prioritizzazione delle attività

Efficacia dei diversi metodi di definizione delle priorità delle attività.

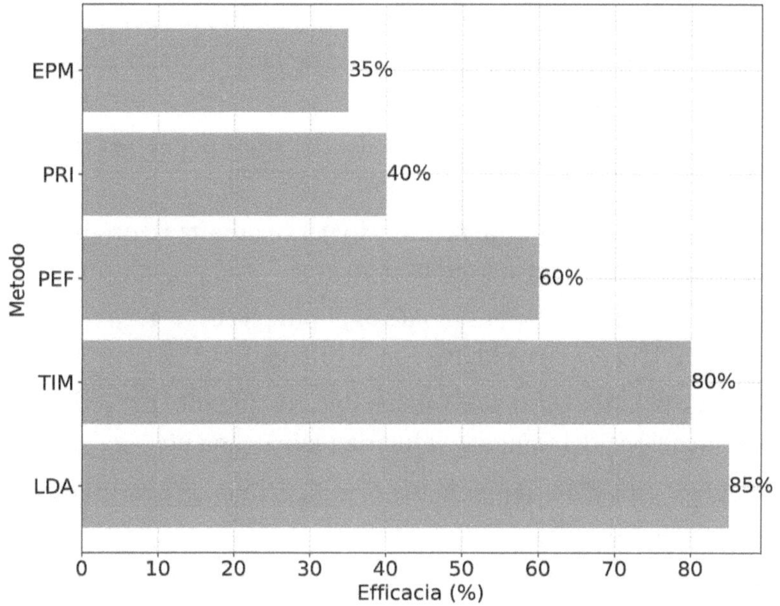

EPM: Matrice di Eisenhower

LDA: Lista di cose da fare

PEF: Principio di Pareto

PRI: Primo arrivato, primo servito

TIM: Timeboxing

Il grafico evidenzia la diversa efficacia dei diversi metodi di definizione delle priorità per gli adulti con ADHD. La 'Matrice di Eisenhower' e il 'Timeboxing' dimostrano un'efficacia maggiore, suggerendo la loro utilità nella gestione delle attività e nella riduzione del sovraccarico. Mentre il 'Principio di Pareto' è moderatamente efficace, metodi più semplici come le 'Liste di cose da fare' e 'Primo arrivato, primo servito' mostrano un'efficacia inferiore, probabilmente a causa della mancanza di struttura e flessibilità necessarie per la gestione dell'ADHD.

Consigli concreti

- Utilizza calendari di colori diversi per le diverse aree della vita, per mantenere una visione d'insieme.
- Assegna priorità alle tue attività suddividendole in categorie secondo il principio di Eisenhower (importante/urgente).
- Crea una "lista Se-Allora" per le attività ricorrenti, per automatizzare i processi (ad es.: "Se il cesto della biancheria è pieno, allora lavo la biancheria").
- Utilizza la funzione promemoria del tuo smartphone per ricordarti appuntamenti e compiti importanti.
- Prepara tutto il materiale necessario per le attività ricorrenti in un luogo fisso, per ridurre i tempi di ricerca.
- Scomponi grandi compiti in passaggi più piccoli e gestibili, per facilitare l'inizio e guadagnare motivazione.
- Visualizza la tua giornata con una linea temporale, per ottimizzare la pianificazione del tempo e valutarla realisticamente.
- Integra tempi di buffer nella tua pianificazione, per assorbire eventi imprevisti e ritardi.
- Rifletti regolarmente sui tuoi metodi di organizzazione e adattali alle tue esigenze.
- Utilizza una lavagna o un pannello per visualizzare le tue attività e appuntamenti e monitorare i progressi.
- Premiati dopo aver completato i compiti, per aumentare la tua motivazione e creare associazioni positive con l'organizzazione.
- Scambia idee con altri su metodi di organizzazione collaudati e lasciati ispirare.
- Crea una routine fissa per l'inizio della settimana, per pianificare e strutturare la settimana a venire.

5. 2 Regolazione delle emozioni

La regolazione delle emozioni è una componente centrale dell'autogestione, specialmente per gli adulti con ADHD. Le difficoltà in quest'area si manifestano in reazioni impulsive, forti sbalzi d'umore e problemi nella gestione di emozioni intense. Ciò porta spesso a compromissioni nelle interazioni sociali, nel lavoro e nella vita familiare. Questo paragrafo mette in luce le sfide della regolazione delle emozioni nell'ADHD e i loro effetti sulla vita quotidiana. Scoprite come comprendere e gestire meglio le vostre emozioni per raggiungere maggiore stabilità e benessere.

La regolazione delle emozioni è un processo dinamico di emozioni e meccanismi di controllo cognitivo, che può essere migliorato attraverso la pratica e il supporto, e ha effetti positivi su vari ambiti della vita.

Controllo degli impulsi

Il controllo degli impulsi descrive la capacità di inibire o ritardare le reazioni agli stimoli. Nelle persone con ADHD, questa capacità è spesso compromessa, manifestandosi in vari comportamenti, tra cui difficoltà a sopprimere espressioni o azioni impulsive. Ciò può portare a problemi nelle interazioni sociali, nel lavoro e in famiglia. [s95] Le difficoltà nel controllo degli impulsi possono influenzare anche la regolazione delle emozioni, poiché emozioni intense spesso portano a reazioni impulsive. Ad esempio, la disregolazione emotiva durante un programma di disintossicazione dal fumo può aumentare l'impulsività e ridurre la chiarezza emotiva, aumentando la probabilità di una ricaduta. [s96] L'addestramento alla consapevolezza (AT) offre un modo per migliorare il controllo degli impulsi. Attraverso la meditazione focalizzata, come la consapevolezza del respiro, si impara a minimizzare le distrazioni e a dirigere l'attenzione in modo mirato. [s97] La sorveglianza aperta, un'altra tecnica dell'AT, allena la percezione delle proprie emozioni e pensieri senza giudicarli. Questo consente di riconoscere reazioni automatiche e impulsive e di scegliere alternative comportamentali. Ad esempio, invece di esprimere un commento avventato per rabbia, si può imparare, attraverso l'AT, a fermarsi, riconoscere la rabbia e formulare una risposta ponderata. Pertanto, il rafforzamento del controllo degli impulsi attraverso l'AT supporta anche la regolazione delle emozioni e migliora il benessere generale. [s97] [s98] L'AT promuove la capacità di considerare gli stati emotivi come temporanei, riducendo così la tendenza a reagire impulsivamente. [s98] Il miglioramento del controllo degli impulsi attraverso l'AT può avere effetti positivi su vari ambiti della vita, dalle relazioni interpersonali al successo professionale. Il controllo degli impulsi è strettamente legato alla funzione della corteccia prefrontale (PFC). [s99] Questa area del cervello è responsabile dell'inibizione dei comportamenti inappropriati. Una funzione compromessa del PFC, come quella che si riscontra nell'ADHD, può portare a impulsività e iperattività. In particolare, la regione inferiore destra del PFC gioca un ruolo importante nell'inibizione comportamentale, mentre la regione ventromediale è responsabile della regolazione delle emozioni. Una debolezza in queste aree può favorire la disregolazione emotiva e le azioni impulsive. [s99] Neurotrasmettitori come la noradrenalina e la dopamina influenzano la funzione del PFC. Un equilibrio ottimale di questi neurotrasmettitori è essenziale per un adeguato controllo degli impulsi. Sia una carenza che un eccesso possono compromettere il controllo degli impulsi. [s99] Farmaci che modulano la trasmissione di questi neurotrasmettitori nel PFC possono migliorare il controllo degli impulsi e altri sintomi dell'ADHD. [s99] La stretta connessione tra controllo degli impulsi, regolazione delle emozioni e funzione del PFC evidenzia la complessità dell'ADHD e la necessità di un approccio terapeutico multimodale. La disregolazione emotiva è comune nell'ADHD e può manifestarsi in esplosioni emotive eccessive, rapidi cambiamenti d'umore e un'attenzione inadeguata agli stimoli emotivi. [s95] Queste difficoltà possono portare a compromissioni nelle relazioni sociali, nella vita familiare e nel lavoro. [s95] Sebbene i trattamenti per l'ADHD possano migliorare anche la disregolazione emotiva, è spesso necessaria una terapia mirata per questi sintomi. [s95] L'ADHD e il disturbo borderline di personalità (BPD) presentano una elevata comorbidità e l'impulsività è una delle dimensioni con la maggiore sovrapposizione tra i due disturbi. [s100] Gli adulti con ADHD e BPD mostrano valori più elevati di tratto impulsività rispetto ai gruppi di controllo sani. [s100] La disregolazione emotiva, una caratteristica centrale del BPD, si verifica anche frequentemente nell'ADHD e si manifesta in modo simile, tra l'altro attraverso una maggiore instabilità e intensità delle emozioni negative. [s100] La disregolazione emotiva di tratto è più alta nel BPD e nell'ADHD+BPD rispetto all'ADHD da solo. [s100] Ciò suggerisce che l'impulsività e la disregolazione emotiva nel BPD siano strettamente correlate. [s100] Le basi neuropsicologiche dei deficit nella regolazione delle emozioni nell'ADHD e nel BPD sono ancora ampiamente inesplorate, con l'"ipotesi dell'affettività" che sta guadagnando sempre

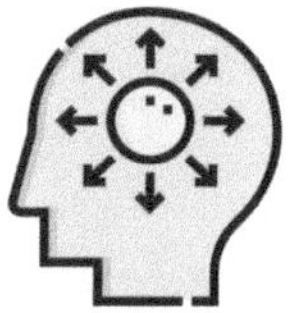

più importanza. [s100] Problemi interpersonali, che si riscontrano frequentemente sia nel BPD che nell'ADHD, sono correlati alla disregolazione emotiva e all'impulsività. [s100]

Controllo degli Impulsi e Regolazione Emotiva negli Adulti con ADHD

Frequenza e intensità degli impulsi vs. livello di controllo.

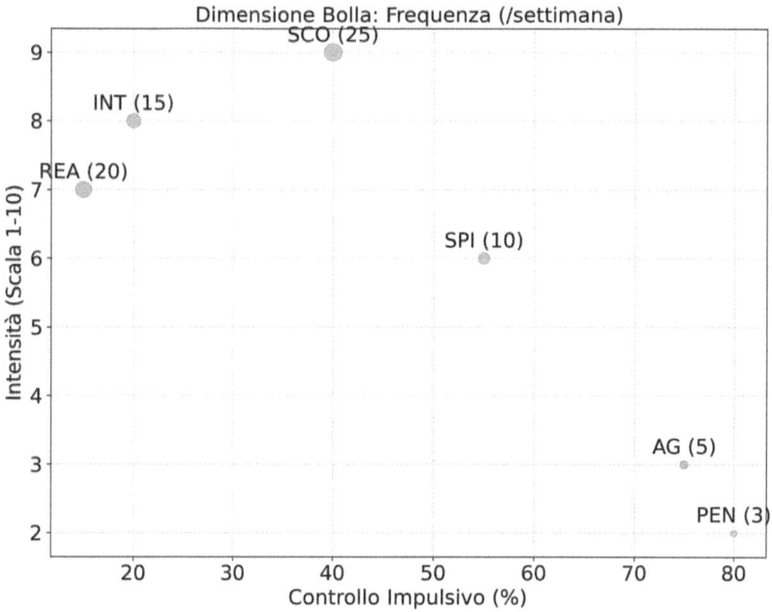

Blasengröße: Frequenza (/settimana)

AG: Agitazione	INT: Interruzione
PEN: Pensieri Accelerati	REA: Reazione Eccessiva
SCO: Scoppi Emotivi	SPI: Spesa Impulsiva

Questo grafico visualizza l'interazione tra la frequenza degli impulsi, l'intensità e il controllo. Bolle più grandi rappresentano impulsi più frequenti. Una posizione più alta sull'asse y indica una maggiore intensità. L'asse x riflette il livello di controllo, con valori più alti che suggeriscono un migliore controllo. Gruppi di bolle in aree specifiche evidenziano schemi comuni, come impulsi frequenti e intensi con scarso controllo o impulsi lievi e meno frequenti con un maggiore controllo. La distribuzione delle bolle può offrire spunti sulle sfide e sui successi nella gestione dell'impulsività e della regolazione emotiva negli adulti con ADHD.

Gestione dell'umore

La gestione dell'umore rappresenta un compito importante per gli adulti con ADHD. Oltre alle strategie conosciute come formazione alla consapevolezza, l'esercizio fisico regolare offre un ulteriore punto di intervento per controllare le reazioni emotive e rafforzare la capacità generale di regolazione delle emozioni [s101]. Lo sport e il movimento favoriscono lo sviluppo di abilità di auto-regolazione, che a loro volta costituiscono la base per un approccio più stabile alle emozioni [s101]. Grazie al miglioramento della controllo cognitivo e della flessibilità, raggiunti attraverso un allenamento regolare, le reazioni emotive possono essere meglio inquadrate e, se necessario, modificate [s101]. Ad esempio, correre regolarmente non solo può aumentare la forma fisica, ma anche migliorare la resilienza emotiva nella vita quotidiana. Un altro aspetto importante della gestione dell'umore nell'ADHD si manifesta in relazione al consumo di sostanze. Studi dimostrano che le persone con disturbi da dipendenza hanno notevoli difficoltà nella regolazione delle emozioni rispetto a quelle senza abuso di sostanze [s102]. Tendono a sopprimere le emozioni piuttosto che elaborarle e rivalutarle [s102]. La promozione mirata di strategie adeguate per la regolazione delle emozioni può quindi migliorare le prospettive di successo delle terapie per la dipendenza [s102]. Ciò sottolinea l'importanza di un approccio terapeutico globale che consideri sia la dipendenza che le difficoltà sottostanti nella gestione delle emozioni.

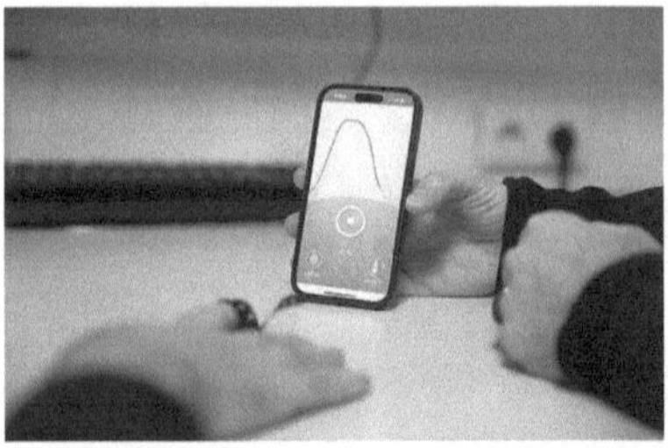

Controllo Cognitivo [i62]

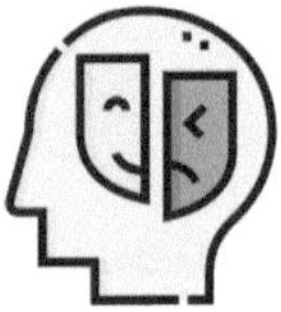

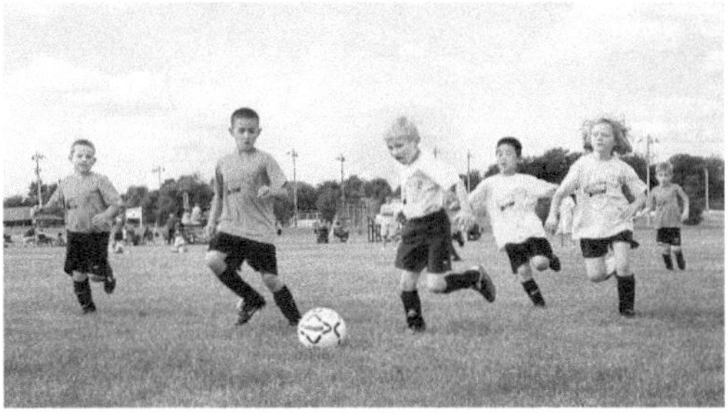

Esercizio fisico [i63]

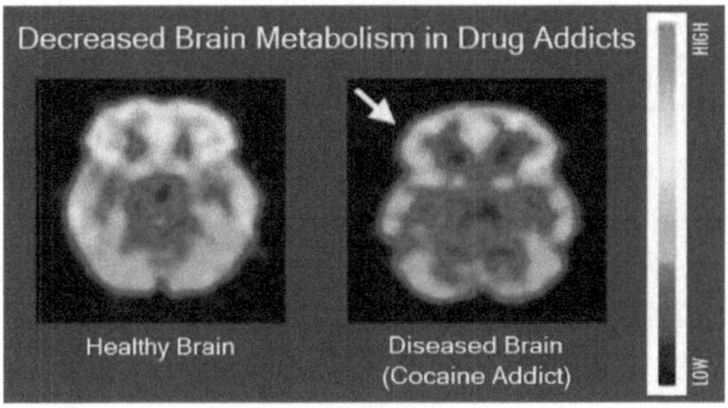

Disturbi da Dipendenza [i64]

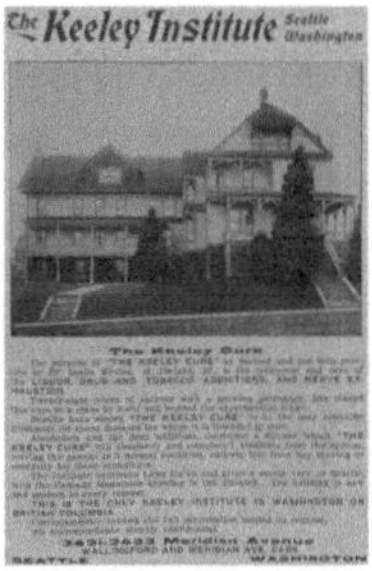

Terapia della dipendenza [i65]

Utile sapere

Abuso di sostanze

L'abuso di sostanze descrive il consumo eccessivo e dannoso di sostanze che possono creare dipendenza. Nell'ADHD, l'abuso di sostanze può servire come tentativo di auto-medicazione per la regolazione delle emozioni, ma aggrava i problemi sottostanti.

Controllo cognitivo

Il controllo cognitivo descrive la capacità di gestire intenzionalmente pensieri, attenzione e azioni. Negli adulti con ADHD, un controllo cognitivo limitato può portare a difficoltà nella regolazione delle emozioni, poiché diventa più difficile sopprimere le reazioni impulsive agli stimoli emotivi.

Disturbi da dipendenza

I disturbi da dipendenza si verificano più frequentemente negli adulti con ADHD rispetto alla popolazione generale. Il consumo di sostanze può offrire temporaneamente una apparente regolazione delle emozioni, ma a lungo termine può intensificare le difficoltà nella gestione delle emozioni e portare a una dipendenza.

Formazione alla consapevolezza

Nel contesto dell'ADHD negli adulti, la formazione alla consapevolezza può aiutare a affinare la percezione delle proprie emozioni e a ridurre le reazioni impulsive, imparando a rimanere nel momento presente senza giudicare le emozioni.

Fluttuazioni dell'umore durante il giorno

Esempio illustrativo delle variazioni dell'umore negli adulti con ADHD durante una giornata tipo.

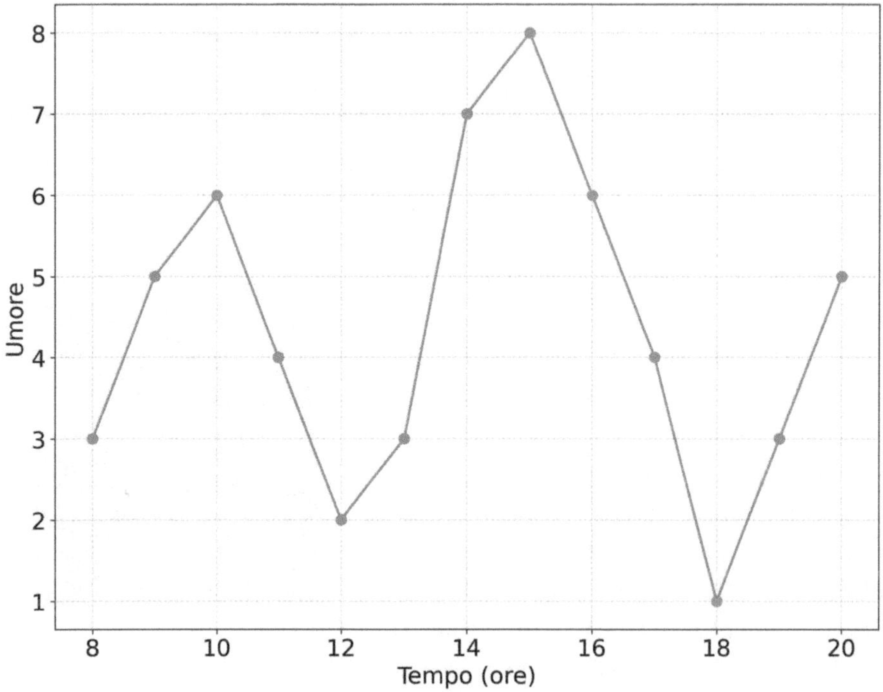

Questo grafico illustra la natura fluttuante dell'umore spesso sperimentata nel disturbo da deficit di attenzione/iperattività. I picchi rappresentano periodi di alta energia o eccitazione, mentre le depressioni indicano un umore basso, possibilmente accompagnato da affaticamento o irritabilità. I rapidi cambiamenti evidenziano le difficoltà nella regolazione emotiva e l'impatto sulla vita quotidiana.

Auto-calmante

L'auto-calmante, la capacità di ridurre l'eccitazione emotiva e tornare a uno stato di equilibrio, è di particolare rilevanza per gli adulti con ADHD. Oltre ai metodi già menzionati come lo sport e formazione-alla-consapevolezza, la musicoterapia offre opportunità promettenti [s103]. La musicoterapia attiva, in cui i partecipanti suonano, può migliorare la connessione tra gli emisferi cerebrali e così promuovere la consapevolezza di sé e le competenze sociali [s103]. Suonare insieme in un gruppo può ad esempio rafforzare l'empatia e aprire nuove vie di comunicazione non verbale. La musicoterapia passiva, l'ascolto di brani musicali selezionati, può avere effetti positivi su attenzione e comportamento [s103]. In questo contesto, la musica non serve principalmente come distrazione, ma come modulazione mirata degli stati emotivi e cognitivi [s103]. In particolare, gli elementi ritmici nella musica sembrano migliorare la percezione e il controllo del proprio tempo, il che può influenzare positivamente l'auto-regolazione [s103]. Ascoltare musica con un ritmo chiaro e regolare può contribuire a ridurre l'inquietudine interiore e raggiungere uno stato di equilibrio emotivo. L'integrazione della musicoterapia in un piano di trattamento multimodale può ampliare le

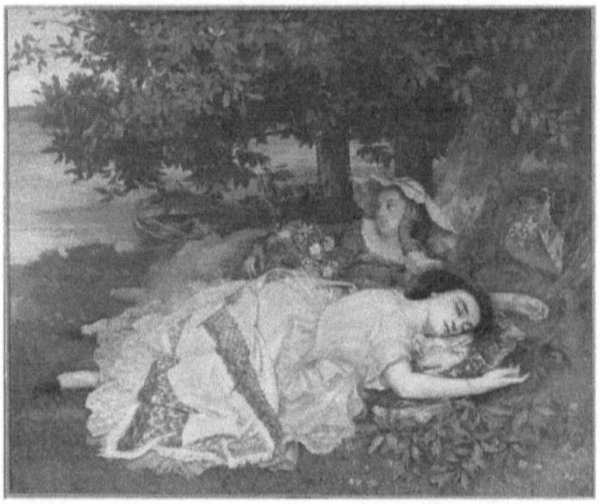

Tecniche di rilassamento [i66]

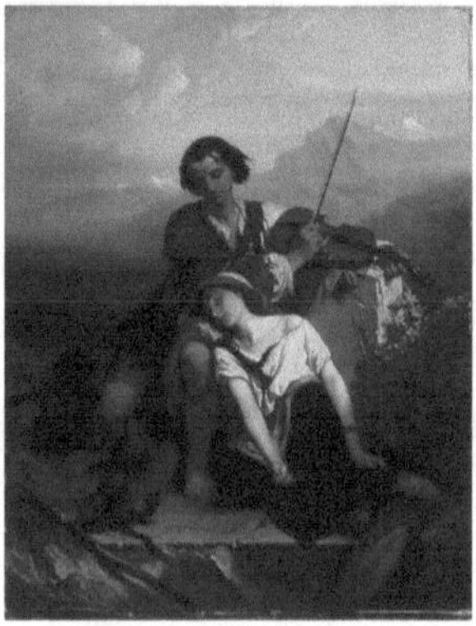

Musicoterapia [i67]

capacità di auto-calmante degli adulti con ADHD e contribuire a una migliore regolazione emotiva nella vita quotidiana [s103]. Inoltre, l'auto-regolazione emotiva è un processo dinamico, governato dall'interazione tra emozioni e meccanismi di controllo cognitivi [s104]. Questo processo comprende diverse abilità disposte gerarchicamente, dalla percezione delle proprie emozioni a strategie

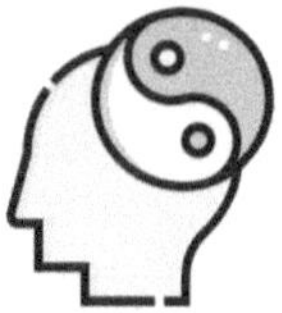

cognitive e comportamentali [s104]. Lo sviluppo di queste abilità richiede un impegno attivo e il supporto di persone empatiche che possano fungere da mentori [s104]. Attraverso modelli, istruzioni verbali e giochi di ruolo, è possibile apprendere nuove abilità e applicarle in situazioni emotivamente sfidanti [s104]. Ad esempio, praticare tecniche di rilassamento in un ambiente protetto può costituire la base per affrontare lo stress nella vita quotidiana. La capacità di regolare le emozioni influisce non solo sul comportamento, ma può anche influenzare i meccanismi fisiologici legati all'assunzione di cibo e alla sensazione di sazietà [s105]. I bambini con difficoltà nella regolazione emotiva hanno un rischio maggiore di sviluppare sovrappeso [s105]. Ciò sottolinea l'importanza di promuovere precocemente l'auto-regolazione emotiva, che può avere effetti positivi su vari ambiti della vita anche in età adulta [s105] [s104].

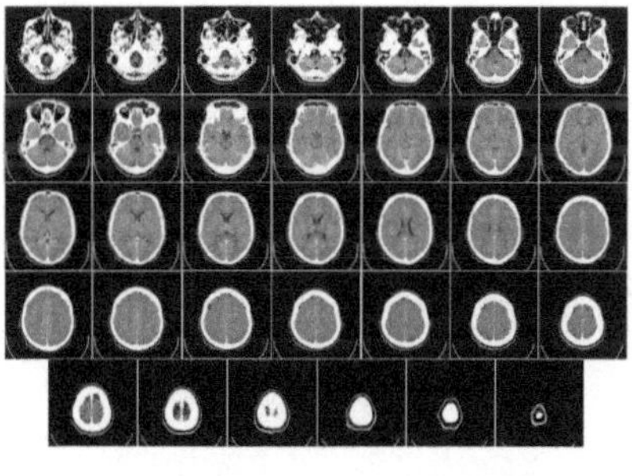

cervello [i68]

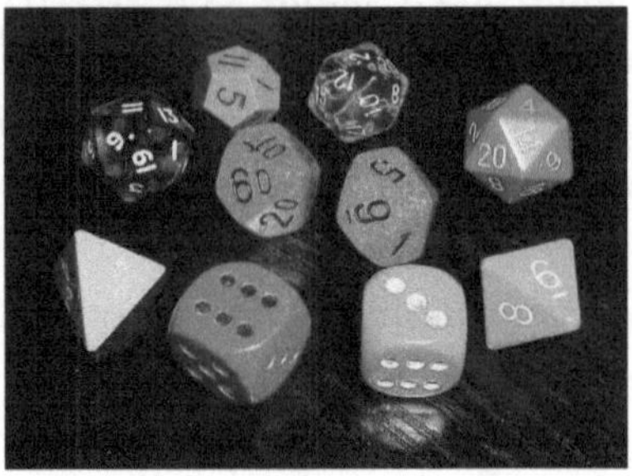

Gioco di ruolo [i69]

Auto-calmante

Nell'ADHD in età adulta, l'auto-calmante è importante per controllare emozioni intense e raggiungere stabilità emotiva. Aiuta a far fronte alle sfide quotidiane e alle situazioni di stress che possono sorgere a causa dell'ADHD.

Cognitivo

I processi cognitivi, come pensieri e valutazioni, giocano un ruolo importante nella regolazione emotiva. Nell'ADHD in età adulta, schemi di pensiero negativi e difficoltà nella risoluzione dei problemi possono rendere ulteriormente difficile la regolazione emotiva.

Musicoterapia

La musicoterapia può aiutare nell'ADHD in età adulta a regolare le emozioni, migliorando la consapevolezza di sé e offrendo vie alternative per l'espressione emotiva. Sia suonare attivamente che ascoltare musica passivamente può calmare e influenzare positivamente gli stati emotivi.

Multimodale

Un piano di trattamento multimodale combina diversi approcci terapeutici per migliorare la regolazione emotiva nell'ADHD in età adulta. Può includere, ad esempio, una combinazione di trattamento farmacologico, terapia comportamentale e tecniche di rilassamento per soddisfare le esigenze individuali.

Efficacia delle Tecniche di Auto-Lenimento

Confronto tra i metodi di auto-lenimento per adulti con ADHD

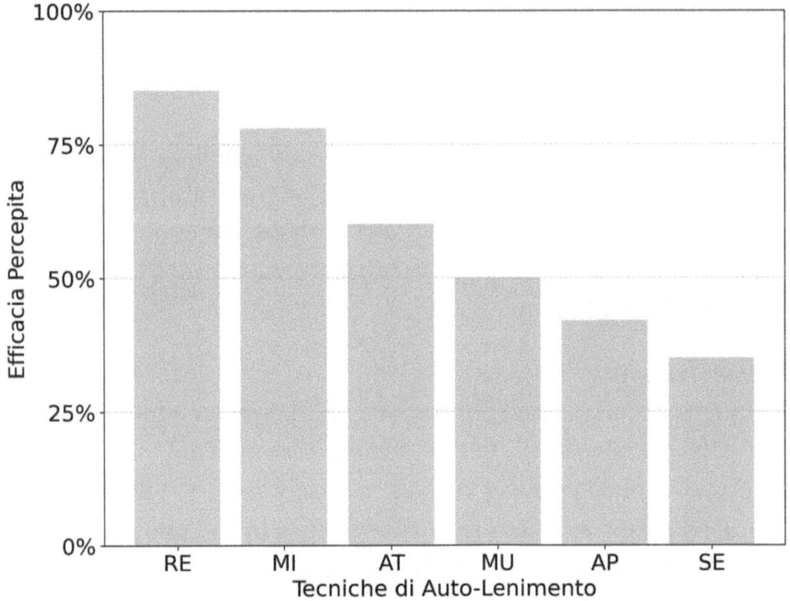

AP: Auto-Affermazione Positiva

AT: Attività Fisica

MI: Mindfulness

MU: Musica / Suoni

RE: Respirazione Profonda

SE: Stimolazione Sensoriale

Questo grafico illustra l'efficacia percepita di varie tecniche di auto-lenimento per la gestione della disregolazione emotiva correlata all'ADHD. Gli esercizi di respirazione profonda e di mindfulness dimostrano la più alta efficacia riportata, suggerendo il loro potenziale come strumenti preziosi. Mentre l'attività fisica si mostra promettente, tecniche come l'auto-affermazione positiva e la stimolazione sensoriale sembrano meno efficaci per gli individui campionati. Ciò sottolinea l'importanza di approcci personalizzati all'auto-lenimento, poiché le risposte individuali possono variare.

Consigli concreti

- Immaginate le vostre emozioni come onde che vanno e vengono.
- Respirate consapevolmente dentro le onde, invece di combatterle.
- Trovate un punto di ancoraggio nello spazio, che associate a calma e serenità.
- Rivolgete la vostra attenzione a questo ancoraggio ogni volta che avvertite turbolenze emotive.
- Sviluppate un "kit di emergenza" personale per situazioni emotive eccezionali.
- Inserite ciò che vi aiuta a calmarvi: una foto preferita, un profumo, una pietra.
- Create un "luogo di benessere interiore" in cui potete ritirarvi con la mente.
- Riempite questo luogo con immagini, profumi e suoni positivi.
- Osservate i vostri dialoghi interni: come parlate a voi stessi nei momenti emotivi?
- Trasformate i dialoghi negativi in messaggi positivi e di supporto.
- Esercitatevi a esprimere le vostre emozioni in forma creativa: scrivete, dipingete o suonate.
- Esplorate la natura come fonte di calma: una passeggiata nel bosco può fare miracoli.
- Trovate il vostro personale "pulsante di reset": un'attività che vi aiuta a regolare le vostre emozioni.

5. 3 Sviluppo della personalità

Lo sviluppo personale nell'ambito dell'autogestione per l'ADHD significa comprendere e utilizzare i propri punti di forza e di debolezza nel contesto della diagnosi. Si impara a gestire le sfide quotidiane e professionali legate all'ADHD senza giudicarsi. Questo include l'accettazione della diagnosi, la consapevole percezione delle proprie risorse e lo sviluppo di strategie individuali. L'ADHD comporta, oltre a difficoltà, anche potenziali non sfruttati. L'autogestione aiuta ad attivare questi potenziali e a utilizzarli per una vita più appagante. Permette di fissare obiettivi più realistici e di canalizzare efficacemente la propria energia. Scoprite di seguito come ottimizzare la vostra autogestione attraverso uno sviluppo personale mirato e migliorare in modo sostenibile la vostra qualità della vita.

L'autoaccettazione è la base per una vita autentica e appagante con l'ADHD.

Autoaccettazione

L'autoaccettazione nel contesto dell'ADHD negli adulti significa riconoscere e accettare i propri punti di forza e debolezza, inclusi i sintomi legati all'ADHD. Non si tratta di ignorare le difficoltà, ma di accettarle come parte del proprio io, senza giudicarsi. Questo processo può essere influenzato positivamente dalla diagnosi stessa. La diagnosi offre una spiegazione per comportamenti e difficoltà finora inspiegabili, il che può portare a un miglioramento dell'immagine di sé. Si comprende meglio se stessi e si possono inquadrare le proprie reazioni e modelli comportamentali nel contesto dell'ADHD. Questo può portare a un notevole sollievo, paragonabile al trovare un pezzo mancante di un puzzle che completa improvvisamente l'immagine complessiva. La diagnosi può anche ridurre i sentimenti di colpa e vergogna, che spesso accompagnano le difficoltà quotidiane. Invece di giudicarsi per le proprie imperfezioni, si possono comprendere come sintomi di una peculiarità neurologica. In particolare, le donne segnalano un cambiamento positivo nel loro valore di sé dopo la diagnosi. La consapevolezza che le proprie sfide sono dovute all'ADHD consente loro di affrontarsi con maggiore compassione e di guardarsi con meno critica. L'autoaccettazione implica anche riconoscere e apprezzare consapevolmente i propri punti di forza, che spesso rimangono nell'ombra dei sintomi dell'ADHD. L'ADHD è spesso associato a creatività, spontaneità e un alto livello di energia. Queste caratteristiche possono, se utilizzate e canalizzate consapevolmente, rappresentare risorse preziose nella vita professionale e privata. Un passo importante verso l'autoaccettazione consiste nell'affrontare attivamente il proprio ADHD, informarsi sul disturbo e sviluppare strategie per gestire i sintomi.

Ciò non significa cambiare per soddisfare le aspettative degli altri, ma riconoscere i propri bisogni e trovare modi per affrontare le difficoltà legate all'ADHD, al fine di poter esprimere appieno il proprio potenziale. L'autoaccettazione è un processo continuo che richiede tempo e pazienza. Essa costituisce la base per una vita autentica e soddisfacente con l'ADHD. Un approccio costruttivo alla diagnosi può promuovere l'autoaccettazione e aprire la strada a un'immagine di sé positiva. La nuova chiarezza sui propri punti di forza e debolezza consente di fissare obiettivi realistici e di utilizzare efficacemente le proprie risorse.

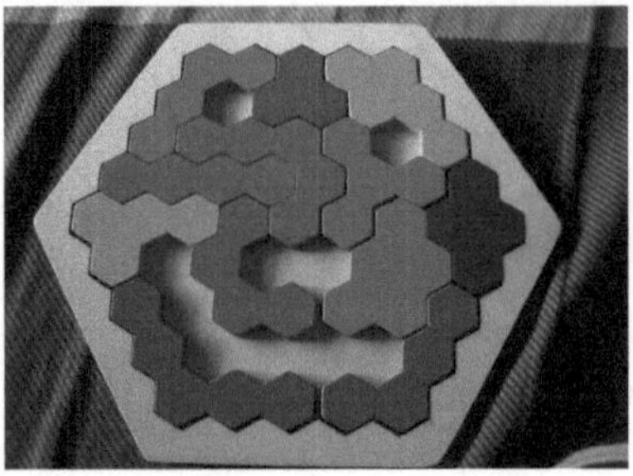

Puzzle [i70]

Autenticità

L'autenticità nel contesto dell'ADHD significa rimanere fedeli a se stessi e vivere i propri bisogni e valori, senza lasciarsi piegare dalle aspettative degli altri. L'autoaccettazione è la base per una vita autentica con l'ADHD.

Autoaccettazione

L'autoaccettazione nell'ADHD significa riconoscere i propri punti di forza e debolezza, incluse le sfide legate all'ADHD. Essa è la base per cambiamenti positivi e per la costruzione del valore di sé, poiché consente di trattarsi con maggiore indulgenza e comprensione. L'autoaccettazione è essenziale per una vita soddisfacente con l'ADHD.

Valore di sé

Il valore di sé è la valutazione soggettiva della propria personalità e può essere fortemente influenzato dall'ADHD. Un valore di sé positivo è importante per la salute mentale e può essere rafforzato attraverso l'autoaccettazione e un approccio costruttivo all'ADHD. In particolare, per le donne con ADHD, la diagnosi può avere un effetto positivo sul valore di sé.

Autoaccettazione negli adulti con ADHD

Ripartizione delle aree di autoaccettazione.

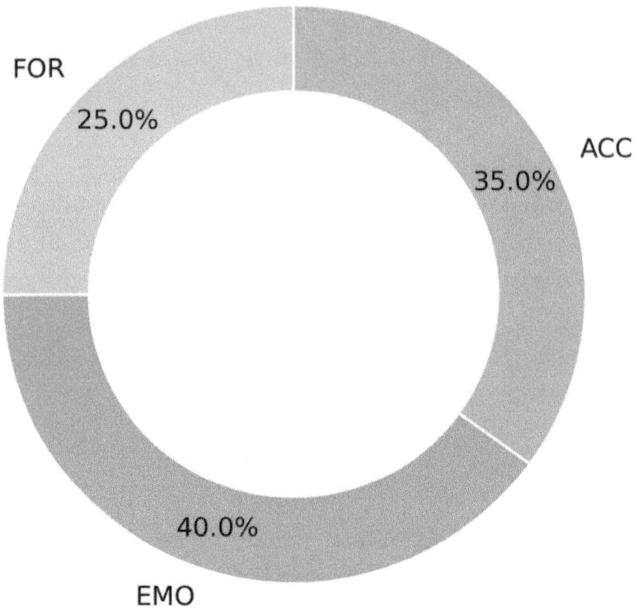

- ACC: Accettazione dei tratti ADHD
- EMO: Accettazione della disregolazione emotiva
- FOR: Accettazione dei punti di forza

Questo grafico evidenzia l'interconnessione delle sfaccettature dell'autoaccettazione negli adulti con ADHD. Sebbene accettare i tratti correlati all'ADHD sia cruciale, non è l'unico obiettivo. Una parte significativa riguarda l'accettazione delle sfide della regolazione emotiva, evidenziando la necessità di strategie per gestire l'intensità emotiva. Riconoscere e accettare i punti di forza personali suggerisce un'area di potenziale resilienza. Nel complesso, i dati sottolineano un approccio olistico all'autoaccettazione, che comprende i tratti specifici dell'ADHD, le esperienze emotive e i punti di forza individuali.

Attivazione delle risorse

L'attivazione delle risorse nell'ADHD nell'età adulta descrive l'identificazione, l'utilizzo e il rafforzamento delle capacità e delle abilità personali per affrontare meglio la vita quotidiana e migliorare la qualità della vita. Un aspetto importante è la flessibilità psicologica, ovvero la capacità di adattarsi a diverse situazioni e la capacità di cambiare prospettiva [s106]. Questa flessibilità aiuta a gestire le tipiche fluttuazioni nel campo emotivo ed energetico che possono verificarsi con l'ADHD. Invece di insistere su routine rigide che non funzionano più in condizioni mutate, si tratta di rispondere in modo adeguato alla situazione e sviluppare nuove strategie. Ad esempio, un problema inaspettato in un progetto può essere affrontato trovando soluzioni creative e attivando il talento di improvvisazione spesso presente, piuttosto che cadere nella frustrazione. Un altro punto importante è la cosiddetta resilienza dell'ego, la capacità di riprendersi rapidamente da battute d'arresto [s106]. Questa capacità può essere rafforzata attraverso una gestione consapevole di sé, come esercizi di consapevolezza o tecniche di rilassamento. Le persone con ADHD spesso possiedono un grande potenziale di creatività, spontaneità ed energia. L'attivazione delle risorse significa anche utilizzare consapevolmente queste qualità positive per i propri obiettivi. Una gestione del tempo strutturata, che tiene conto delle esigenze individuali, supporta la definizione delle priorità e il passaggio tra diverse aree della vita [s106]. In questo modo, l'energia disponibile può essere utilizzata in modo efficace e si può evitare il sovraccarico. Attraverso la consapevolezza e l'uso mirato dei propri punti di forza, non solo si facilita la gestione dei sintomi dell'ADHD, ma si rafforza anche l'autoefficacia e la fiducia in sé.

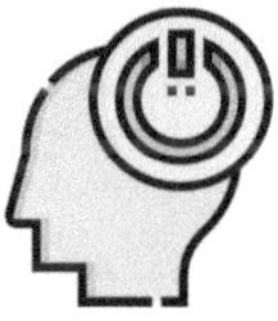

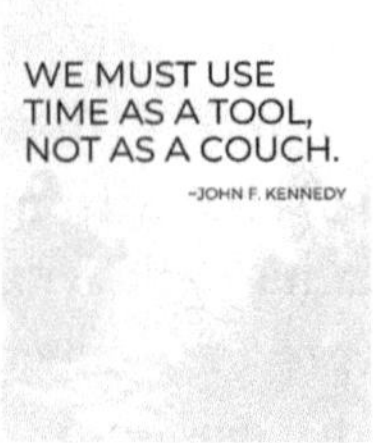

Gestione del tempo [i71]

Utile sapere

Flessibilità psicologica

Nel contesto dell'ADHD negli adulti, la flessibilità psicologica descrive la capacità di adattare i propri comportamenti e modi di pensare alle esigenze mutevoli, per affrontare meglio le sfide quotidiane e migliorare il benessere emotivo. Aiuta a controllare le reazioni impulsive e a prendere decisioni adeguate alla situazione.

Tecniche di rilassamento

Le tecniche di rilassamento come il rilassamento muscolare progressivo, l'allenamento autogeno o la meditazione possono aiutare gli adulti con ADHD a ridurre lo stress e l'ansia interiore, migliorare la concentrazione e favorire il sonno. Offrono l'opportunità di contrastare il carosello dei pensieri e ricaricare le energie.

Gestione del tempo

Una gestione del tempo strutturata è particolarmente importante per gli adulti con ADHD per organizzare la vita quotidiana, stabilire priorità e completare le attività in modo efficace. Utilizzando tecniche di gestione del tempo, è possibile rispettare le scadenze, completare con successo i progetti e evitare il sovraccarico, contribuendo così a un aumento dell'autoefficacia e dell'autostima.

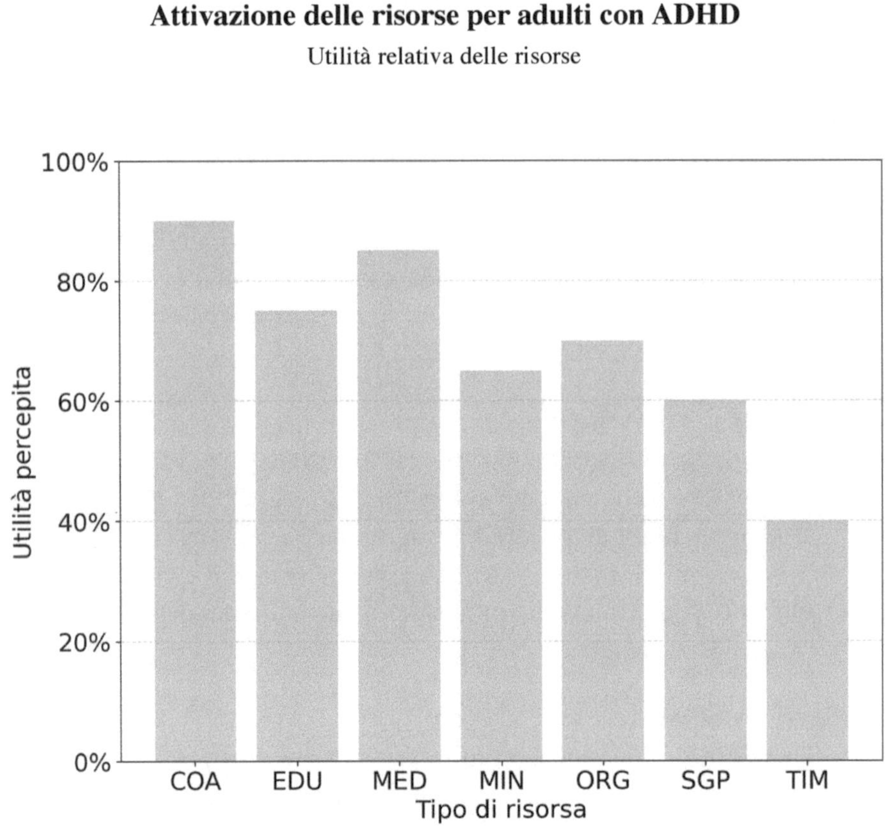

COA: Coaching
EDU: Educazione sull'ADHD
MED: Farmaci
MIN: Mindfulness
ORG: Strumenti Organizzativi
SGP: Gruppi di Supporto
TIM: Gest. Tempo

Questo grafico evidenzia la diversa efficacia delle diverse risorse nella gestione dell'ADHD negli adulti. Mentre il coaching e i farmaci mostrano un impatto positivo considerevole, anche i gruppi di supporto e gli esercizi di consapevolezza offrono un valido supporto. La formazione sulla gestione del tempo sembra avere un impatto minore rispetto ad altre risorse, suggerendo un potenziale di miglioramento o strategie alternative in quest'area. Nel complesso, un approccio multiforme che utilizza una combinazione di risorse è probabilmente in grado di produrre i migliori risultati.

Prospettive di sviluppo

Le prospettive di sviluppo per l'ADHD nell'età adulta si aprono attraverso diversi approcci terapeutici che affrontano sia i sintomi principali che le difficoltà associate. Un approccio multimodale, che combina psicoterapia e trattamento farmacologico, mostra risultati promettenti in termini di miglioramento della sintomatologia, stabilità emotiva e funzionalità generale. [s107] Questi cambiamenti positivi si riflettono in vari ambiti della vita e possono portare a una maggiore sicurezza nel traffico o a una riduzione di comportamenti criminali. [s107] All'interno della psicoterapia, si offrono diversi approcci. La terapia cognitivo-comportamentale può ad esempio aiutare a riconoscere e modificare schemi di pensiero negativi, mentre la rimediabilità educativa colma specifiche lacune di conoscenza e crea struttura nella vita quotidiana. [s108] La combinazione di queste interventi consente un'analisi completa dell'ADHD e supporta lo sviluppo di strategie individuali di coping. Oltre al trattamento dell'ADHD stesso, è fondamentale considerare le malattie concomitanti, note come comorbidità. Una terapia che tiene conto sia dell'ADHD che dei disturbi aggiuntivi ottiene risultati migliori rispetto al trattamento isolato delle rispettive malattie concomitanti. [s107] La diagnosi precoce e un concetto di trattamento adeguato sono quindi essenziali per migliorare in modo sostenibile la qualità della vita degli adulti con ADHD. Un'attenzione maggiore ai sintomi dell'ADHD da parte dei professionisti medici è indispensabile per ottimizzare sia la diagnosi che il trattamento dell'ADHD e delle malattie aggiuntive ad esso correlate. [s107] Le prospettive di sviluppo sono quindi strettamente legate all'accesso a offerte terapeutiche adeguate e a una cura completa. Così, attraverso la giusta combinazione di terapia farmacologica e misure psicoterapeutiche personalizzate, è possibile supportare un decorso di sviluppo positivo e migliorare significativamente la qualità della vita. Un autogestione efficace

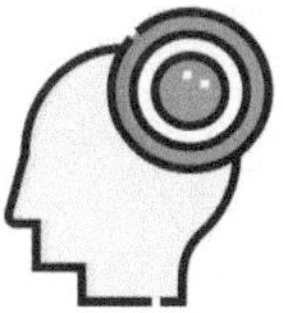

contribuisce a utilizzare al meglio le proprie risorse e a rendere la vita quotidiana più soddisfacente. Paragonato a un artigiano che può svolgere il proprio lavoro in modo più efficiente e preciso con gli strumenti giusti, le strategie apprese consentono una gestione più competente delle difficoltà specifiche dell'ADHD.

Utile sapere

Approccio multimodale

Nell'ADHD nell'età adulta, un approccio multimodale combina diversi approcci terapeutici, come il trattamento farmacologico e la psicoterapia, per affrontare sia i sintomi principali che le sfide associate, promuovendo così lo sviluppo personale.

Autogestione

L'autogestione nell'ADHD comprende strategie e tecniche che aiutano gli adulti a gestire i propri sintomi, sfruttare i propri punti di forza e raggiungere i propri obiettivi. Gioca un ruolo importante nello sviluppo della personalità, rafforzando l'autoefficacia e promuovendo la responsabilità personale.

Rimediabilità educativa

Nel contesto dell'ADHD, la rimediabilità educativa può servire a colmare le lacune di conoscenza create da difficoltà di concentrazione o altre sfide legate all'ADHD. Offre l'opportunità di sviluppare strategie di apprendimento e promuovere così lo sviluppo personale.

Terapia cognitivo-comportamentale

La terapia cognitivo-comportamentale aiuta gli adulti con ADHD a identificare e modificare schemi di pensiero e comportamenti sfavorevoli. Supporta lo sviluppo di strategie di coping per affrontare le sfide quotidiane che possono sorgere a causa dell'ADHD, promuovendo così lo sviluppo personale.

Prospettive di Sviluppo Personale nel Disturbo da Deficit di Attenzione/Iperattività

Potenziale, sforzo e tempi delle mete di sviluppo personale relative alla gestione del disturbo da deficit di attenzione/iperattività.

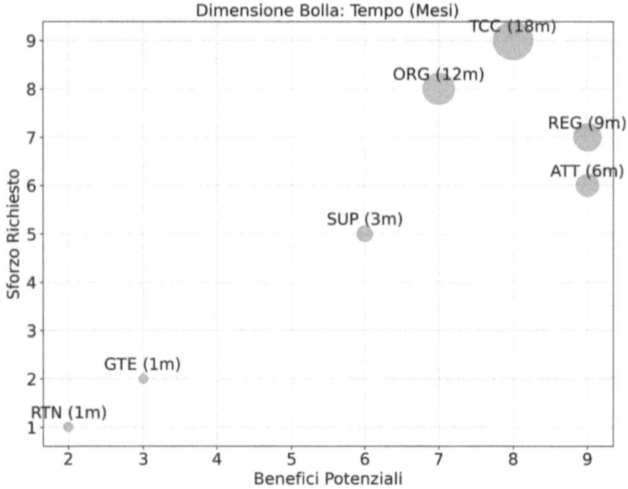

Blasengröße: Tempo (Mesi)

ATT: Pratica di Mindfulness
GTE: App per la Gestione del Tempo
ORG: Capacità Organizzative
REG: Regolazione Emotiva
RTN: Costruzione della Routine
SUP: Gruppi di Supporto
TCC: Terapia Cognitivo Comportamentale

Questo grafico visualizza il rapporto tra sforzo e potenziale beneficio per varie mete di sviluppo personale nel contesto del disturbo da deficit di attenzione/iperattività. Bolle più grandi indicano un maggiore investimento di tempo. Le mete nel quadrante in alto a destra offrono un alto potenziale con sforzo da moderato ad alto, mentre quelle in basso a sinistra sono successi più rapidi con un minore impatto potenziale. Quelle in alto a sinistra rappresentano un alto potenziale ma un notevole investimento di tempo, suggerendo che potrebbero essere strategie a lungo termine. Il quadrante in basso a destra indica attività a basso sforzo e bassa ricompensa, forse adatte a mantenere lo slancio o a sperimentare nuovi approcci.

Consigli concreti

- Osserva i tuoi dialoghi interiori e identifica i loop di pensiero ricorrenti per romperli.
- Trasforma le presunte debolezze in punti di forza, spostando l'attenzione sui benefici positivi (ad esempio, l'impazienza come forza motrice).
- Sviluppa un rituale personale per centrarti e riallinearti dopo un comportamento impulsivo.
- Allena la tua autoregolazione facendo pause consapevoli prima di reagire agli stimoli.
- Crea un elenco dei tuoi valori personali e verifica regolarmente se le tue azioni sono in linea con questi valori.
- Visualizza la tua giornata ideale e sperimenta diverse routine per ottimizzare la tua energia.
- Rifletti sui tuoi successi e fallimenti senza giudicarti e ricava da essi passi concreti da intraprendere.
- Utilizza la tua creatività per trovare nuove soluzioni a problemi ricorrenti.
- Definisci i tuoi confini personali e comunicateli in modo chiaro e diretto.
- Esercitati nella pazienza e nell'auto-compassione, poiché lo sviluppo personale è un processo continuo.
- Celebra i tuoi progressi e successi per rafforzare la tua motivazione e autostima.

Revisione - 5. Autogestione

La gestione di sé stessi con l'ADHD in età adulta rappresenta una sfida particolare, ma offre al contempo enormi opportunità per una vita più appagante e di successo. Si tratta di comprendere i propri punti di forza e di debolezza nel contesto dell'ADHD e di sviluppare strategie individuali per affrontare efficacemente la vita quotidiana. Il percorso inizia con l'accettazione della diagnosi, che spesso appare come il ritrovamento di un pezzo mancante del puzzle e colloca comportamenti finora inspiegabili in un nuovo contesto. Questa accettazione libera dai sentimenti di colpa e di vergogna e consente di affrontare se stessi con maggiore compassione. Sfruttate i vostri punti di forza – la vostra creatività, spontaneità ed energia – e imparate a utilizzarli consapevolmente.

Un elemento centrale della gestione di sé è l'organizzazione. Create un sistema di calendario e liste di cose da fare che si adatti a voi e che manteniate con costanza – come un orologio che deve essere caricato regolarmente. Definite chiare priorità, non basate sull'urgenza, ma sull'importanza per i vostri obiettivi personali. Tenete conto delle vostre risorse, come tempo ed energia, e adattate, se necessario, il vostro metodo di prioritizzazione. Una routine mattutina strutturata può aiutarvi a iniziare la giornata con focus e a liberare risorse cognitive per compiti più importanti. Preparate i vostri vestiti la sera precedente, fate la valigia e pianificate la colazione per minimizzare lo stress mattutino e iniziare la giornata con maggiore serenità.

Il controllo degli impulsi e la regolazione delle emozioni sono ulteriori aspetti importanti. L'addestramento alla consapevolezza può aiutarvi a percepire le vostre emozioni in modo più consapevole e a controllare le reazioni impulsive. Esercitatevi a fermarvi in situazioni difficili, osservare le vostre emozioni e solo allora reagire. Anche l'esercizio fisico regolare può influenzare positivamente la vostra stabilità emotiva e flessibilità cognitiva. Trovate uno sport che vi piace e integratelo stabilmente nel vostro programma settimanale. Se state affrontando problemi di dipendenza, è importante cercare aiuto professionale e affrontare le difficoltà sottostanti nella gestione delle emozioni.

L'auto-soothing è un'abilità essenziale che potete apprendere e allenare attraverso diverse tecniche. Oltre alla consapevolezza e allo sport, la musicoterapia offre possibilità promettenti. Sperimentate con il suonare attivamente o l'ascolto passivo della musica per scoprire quale metodo vi aiuta di più a trovare calma e equilibrio emotivo. Non esitate a chiedere supporto a terapeuti, coach o gruppi di auto-aiuto. Lo scambio con altri che affrontano le stesse difficoltà può offrirvi preziosi stimoli e motivazione.

La gestione di sé con l'ADHD è un processo individuale e dinamico. Non esiste una via regale, ma molte strategie e metodi diversi. Scoprite cosa funziona per voi e perseverate. Celebrate i vostri successi, siate indulgenti con voi stessi in caso di battute d'arresto e adattate continuamente le vostre strategie alle vostre esigenze. Con il giusto atteggiamento e gli strumenti adeguati, potete non solo gestire il vostro ADHD, ma anche utilizzarlo come fonte di creatività ed energia, conducendo una vita appagante.

Offerte aggiuntive gratuite in programma

Siamo lieti di potervi offrire in futuro materiali supplementari gratuiti per questo libro:

- Un capitolo bonus esclusivo con contenuti aggiuntivi
- Un riassunto compatto dell'intero libro in formato PDF
- Una versione radiodrammatica (In Programma)

La pubblicazione di questi materiali è prevista per 2025.
Vi invitiamo a visitare il nostro sito web già da oggi. Non appena il nostro servizio newsletter sarà attivo (previsto per 2025), potrete registrarvi per ricevere aggiornamenti e non perdere alcuna novità sulle offerte aggiuntive gratuite.

www.SaageBooks.com/it/adhd_negli_adulti-bonus-YISM4

Cari lettori,

Siamo profondamente onorati che abbiate dedicato del tempo a leggere il nostro libro dall'inizio alla fine. Il nostro più grande desiderio è fornirvi preziose intuizioni e una guida pratica. La vostra fiducia nel nostro lavoro significa molto per noi. Speriamo che la lettura sia stata arricchente per voi. Se avete domande o suggerimenti, non esitate a contattarci attraverso il nostro sito web.

Se avete apprezzato questo libro, gradiremmo molto una recensione onesta. Potete facilmente lasciare la vostra valutazione onesta sulla piattaforma di vendita dove avete acquistato il libro.
Grazie per il vostro supporto!

Bendis Saage

Saage Media GmbH - Squadra

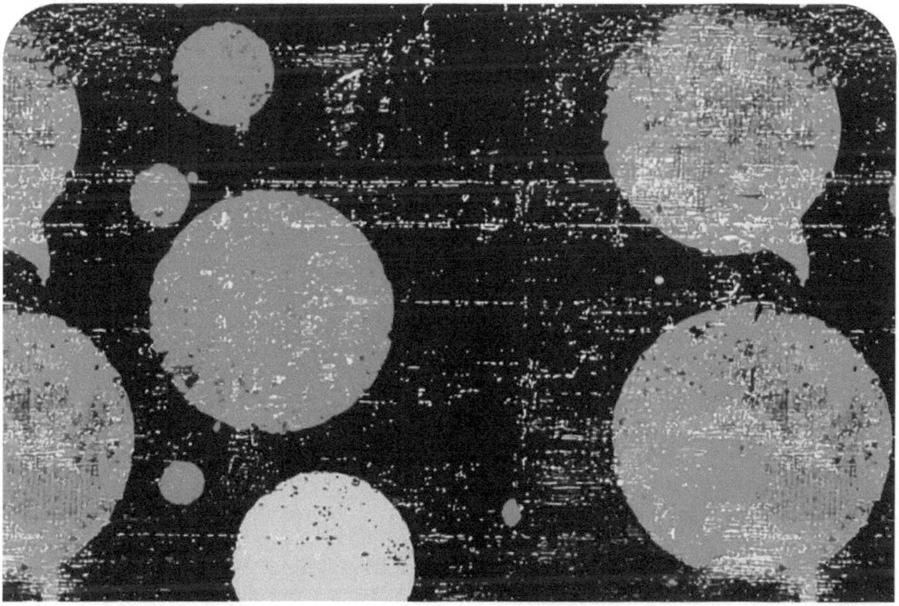

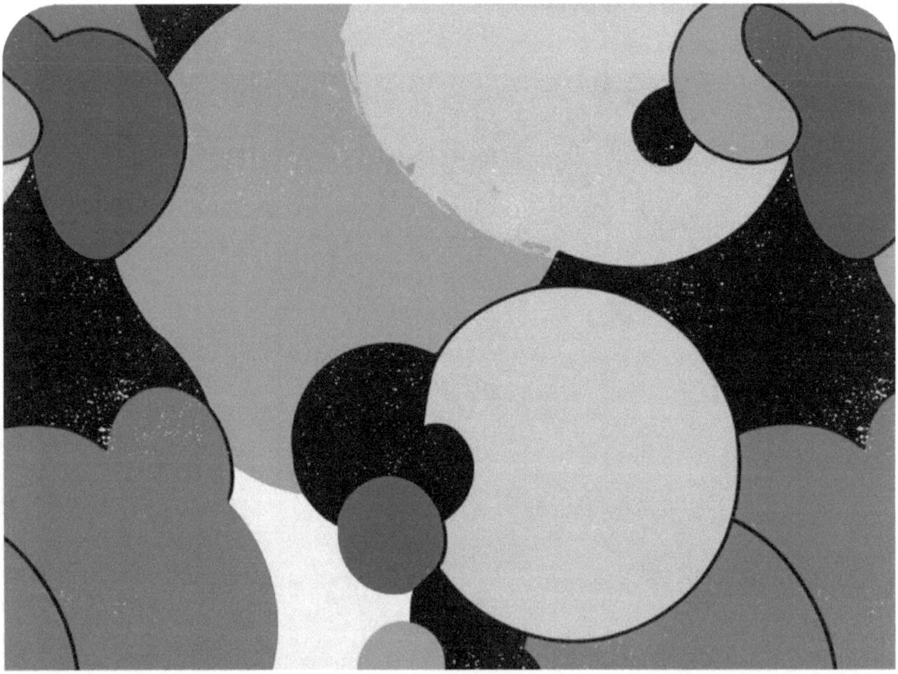

Fonti

I nostri sinceri ringraziamenti vanno a tutti gli autori delle fonti scientifiche e non scientifiche citate, ai gestori dei siti web referenziati e ai creatori delle immagini, grafiche e studi utilizzati, il cui prezioso lavoro ha contribuito alla creazione di questo libro.
Per ulteriori informazioni, ti consigliamo di visitare i siti web delle fonti. Se riscontri errori di mappatura o altre incongruenze, ti preghiamo di contattarci.

Tutte le fonti sono state consultate l'ultima volta il: 2025-02-17

[s1] - https://pmc.ncbi.nlm.nih.gov/articles/PMC7508636/

Autore:	Renate Drechsler, Silvia Brem, Daniel Brandeis, Edna Grünblatt, Gregor Berger, Susanne Walitza	**Titolo:**	ADHD: Current Concepts and Treatments in Children and Adolescents
di:	University Hospital of Psychiatry, University of Zurich; Neuroscience Center Zurich, Swiss Federal Institute of Technology and University of Zurich; Central Institute of Mental Health, Medical Faculty Mannheim/ Heidelberg University; Zurich Center for Integrative Human Physiology, University of Zurich	**DOI:**	10.1055/s-0040-1701658
Data:	2020 Jun 19	**Sito web:**	PubMed Central (PMC)
Editore:	Neuropediatrics		

[s2] - https://pmc.ncbi.nlm.nih.gov/articles/PMC181164/

Autore:	Andrew R Adesman	**Titolo:**	The Diagnosis and Management of Attention-Deficit/Hyperactivity Disorder in Pediatric Patients
di:	Schneider Children's Hospital	**DOI:**	10.4088/pcc.v03n0204
Data:	2001	**Sito web:**	PubMed Central (PMC)
Editore:	Primary Care Companion to The Journal of Clinical Psychiatry		

[s3] - https://pmc.ncbi.nlm.nih.gov/articles/PMC9616454/

Autore:	Elie Abdelnour, Madeline O Jansen, Jessica A Gold	**Titolo:**	ADHD Diagnostic Trends: Increased Recognition or Overdiagnosis?
di:	Washington University School of Medicine, University of California-Los Angeles	**Data:**	2022 Sep-Oct
Sito web:	PubMed Central (PMC)	**Editore:**	Missouri Medicine

[s4] - https://pmc.ncbi.nlm.nih.gov/articles/PMC5960089/

Autore:	Theresa S Emser, Blair A Johnston, J Douglas Steele, Sandra Kooij, Lisa Thorell, Hanna Christiansen	**Titolo:**	Assessing ADHD symptoms in children and adults: evaluating the role of objective measures
DOI:	10.1186/s12993-018-0143-x	**Data:**	2018 May 18
Sito web:	PubMed Central (PMC)	**Editore:**	Behavioral and Brain Functions : BBF

[s5] - https://pmc.ncbi.nlm.nih.gov/articles/PMC5613949/

Autore:	Margaret H Sibley, Stefany Coxe, Brooke SG Molina	**Titolo:**	Refining Diagnostic Procedures for Adults with Symptoms of ADHD: A Response to "Psychometrically-Informed Approach to Integration of Multiple Informant Ratings in Adult ADHD Diagnosis in a Community-Recruited Sample"
di:	Florida International University, University of Pittsburgh	**DOI:**	10.1177/1073191116676890
Data:	2016 Nov 19	**Sito web:**	PubMed Central (PMC)
Editore:	Assessment		

[s6] - https://pmc.ncbi.nlm.nih.gov/articles/PMC7422602/

Autore:	Susan Young, Nicoletta Adamo, Bryndís Björk Ásgeirsdóttir, Polly Branney, Michelle Beckett, William Colley, Sally Cubbin, Quinton Deeley, Emad Farrag, Gisli Gudjonsson, Peter Hill, Jack Hollingdale, Ozge Kilic, Tony Lloyd, Peter Mason, Eleni Paliokosta, Sri Perecherla, Jane Sedgwick, Caroline Skirrow, Kevin Tierney, Kobus van Rensburg, Emma Woodhouse	**Titolo:**	Females with ADHD: An expert consensus statement taking a lifespan approach providing guidance for the identification and treatment of attention-deficit/ hyperactivity disorder in girls and women
DOI:	10.1186/s12888-020-02707-9	**Data:**	2020 Aug 12
Sito web:	PubMed Central (PMC)	**Editore:**	BMC Psychiatry

[s7] - https://pmc.ncbi.nlm.nih.gov/articles/PMC7508636/

Autore:	Renate Drechsler, Silvia Brem, Daniel Brandeis, Edna Grünblatt, Gregor Berger, Susanne Walitza	**Titolo:**	ADHD: Current Concepts and Treatments in Children and Adolescents
DOI:	10.1055/s-0040-1701658	**Data:**	2020 Jun 19
Sito web:	PubMed Central (PMC)	**Editore:**	Neuropediatrics

[s8] - https://pmc.ncbi.nlm.nih.gov/articles/PMC9616454/

Autore:	Elie Abdelnour, Madeline O Jansen, Jessica A Gold	**Titolo:**	ADHD Diagnostic Trends: Increased Recognition or Overdiagnosis?
di:	Washington University School of Medicine, University of California-Los Angeles	**Data:**	2022 Sep-Oct
Sito web:	PubMed Central (PMC)	**Editore:**	Missouri Medicine

[s9] - https://pmc.ncbi.nlm.nih.gov/articles/PMC4301030/

Autore:	Steven D Targum, Lenard A Adler	**Titolo:**	Our Current Understanding of Adult ADHD
Data:	2014 Nov-Dec	**Sito web:**	PubMed Central (PMC)
Editore:	Innovations in Clinical Neuroscience		

[s10] - https://pmc.ncbi.nlm.nih.gov/articles/PMC8295111/

Autore:	Anselm B M Fuermaier, Lara Tucha, Marah Butzbach, Matthias Weisbrod, Steffen Aschenbrenner, Oliver Tucha	**Titolo:**	ADHD at the workplace: ADHD symptoms, diagnostic status, and work-related functioning
di:	University of Groningen	**DOI:**	10.1007/s00702-021-02309-z
Data:	2021 Feb 2	**Sito web:**	PubMed Central (PMC)
Editore:	Journal of Neural Transmission		

[s11] - https://pmc.ncbi.nlm.nih.gov/articles/PMC3724232/

Autore:	Timothy E Wilens, Thomas J Spencer	**Titolo:**	Understanding Attention-Deficit/ Hyperactivity Disorder From Childhood to Adulthood
di:	Clinical Research Program in Pediatric Psychopharmacology, Massachusetts General Hospital and Harvard Medical School, Boston, MA	**DOI:**	10.3810/pgm.2010.09.2206
Data:	2010 Sep	**Sito web:**	PubMed Central (PMC)
Editore:	Postgraduate medicine		

[s12] - https://pmc.ncbi.nlm.nih.gov/articles/PMC7422602/

Autore:	Susan Young, Nicoletta Adamo, Bryndís Björk Ásgeirsdóttir, Polly Branney, Michelle Beckett, William Colley, Sally Cubbin, Quinton Deeley, Emad Farrag, Gisli Gudjonsson, Peter Hill, Jack Hollingdale, Ozge Kilic, Tony Lloyd, Peter Mason, Eleni Paliokosta, Sri Perecherla, Jane Sedgwick, Caroline Skirrow, Kevin Tierney, Kobus van Rensburg, Emma Woodhouse	**Titolo:**	Females with ADHD: An expert consensus statement taking a lifespan approach providing guidance for the identification and treatment of attention-deficit/ hyperactivity disorder in girls and women
DOI:	10.1186/s12888-020-02707-9	**Data:**	2020 Aug 12
Sito web:	PubMed Central (PMC)	**Editore:**	BMC Psychiatry

[s13] - https://pmc.ncbi.nlm.nih.gov/articles/PMC3556723/

Autore:	Elizabeth E Van Voorhees, Kristina K Hardy, Scott H Kollins	**Titolo:**	Reliability and Validity of Self- and Other-Ratings of Symptoms of ADHD in Adults
di:	Duke University Medical Center	**DOI:**	10.1177/1087054709356163
Data:	2010 Apr 27	**Sito web:**	PubMed Central (PMC)
Editore:	Journal of attention disorders		

[s14] - https://pmc.ncbi.nlm.nih.gov/articles/PMC5291336/

Autore:	J Russell Ramsay	**Titolo:**	Assessment and monitoring of treatment response in adult ADHD patients: current perspectives
di:	University of Pennsylvania	**DOI:**	10.2147/NDT.S104706
Data:	2017 Jan 27	**Sito web:**	PubMed Central (PMC)
Editore:	Neuropsychiatric Disease and Treatment		

[s15] - https://pmc.ncbi.nlm.nih.gov/articles/PMC4403871/

Autore:	John T Mitchell, Lidia Zylowska, Scott H Kollins	**Titolo:**	Mindfulness Meditation Training for Attention-Deficit/Hyperactivity Disorder in Adulthood: Current Empirical Support, Treatment Overview, and Future Directions
DOI:	10.1016/j.cbpra.2014.10.002	**Data:**	2015 May
Sito web:	PubMed Central (PMC)		

[s16] - https://pmc.ncbi.nlm.nih.gov/articles/PMC5036506/

Autore:	Ebba Du Rietz, Celeste HM Cheung, Gráinne McLoughlin, Daniel Brandeis, Tobias Banaschewski, Philip Asherson, Jonna Kuntsi	**Titolo:**	Self-report of ADHD shows limited agreement with objective markers of persistence and remittance
DOI:	10.1016/j.jpsychires.2016.07.020	**Data:**	2016 Nov
Sito web:	PubMed Central (PMC)	**Editore:**	Journal of Psychiatric Research

[s17] - https://pmc.ncbi.nlm.nih.gov/articles/PMC4631342/

Autore:	Beatrice Mörstedt, Salvatore Corbisiero, Hannes Bitto, Rolf-Dieter Stieglitz	**Titolo:**	Attention-Deficit/Hyperactivity Disorder (ADHD) in Adulthood: Concordance and Differences between Self- and Informant Perspectives on Symptoms and Functional Impairment
di:	University of Basel, University of Basel Psychiatric Clinics	**DOI:**	10.1371/journal.pone.0141342
Data:	2015 Nov 3	**Sito web:**	PubMed Central (PMC)
Editore:	PLoS ONE		

[s18] - https://pmc.ncbi.nlm.nih.gov/articles/PMC7082249/

Autore:	Holly Hodges, Casey Fealko, Neelkamal Soares	**Titolo:**	Autism spectrum disorder: definition, epidemiology, causes, and clinical evaluation
di:	Baylor College of Medicine, Texas Children's Hospital, Western Michigan University Homer Stryker MD School of Medicine	**DOI:**	10.21037/tp.2019.09.09
Data:	2020 Feb	**Sito web:**	PubMed Central (PMC)
Editore:	Translational Pediatrics		

[s19] - https://pmc.ncbi.nlm.nih.gov/articles/PMC8631971/

Autore:	Eesha Sharma, Lavanya P Sharma, Srinivas Balachander, Boyee Lin, Harshini Manohar, Puneet Khanna, Cynthia Lu, Kabir Garg, Tony Lazar Thomas, Anthony Chun Lam Au, Robert R Selles, Davíð R M A Hø jgaard, Gudmundur Skarphedinsson, S Evelyn Stewart	**Titolo:**	Comorbidities in Obsessive-Compulsive Disorder Across the Lifespan: A Systematic Review and Meta-Analysis
di:	National Institute of Mental Health and Neurosciences; University of British Columbia; Oxleas National Health Service (NHS) Foundation Trust; Aarhus University Hospital; University of Iceland	**DOI:**	10.3389/fpsyt.2021.703701
Data:	2021 Nov 11	**Sito web:**	PubMed Central (PMC)
Editore:	Frontiers in Psychiatry		

[s20] - https://pmc.ncbi.nlm.nih.gov/articles/PMC6379245/

Autore:	Barbara Franke, Giorgia Michelini, Philip Asherson, Tobias Banaschewski, Andrea Bilbow, Jan K Buitelaar, Bru Cormand, Stephen V Faraone, Ylva Ginsberg, Jan Haavik, Jonna Kuntsi, Henrik Larsson, Klaus-Peter Lesch, J Antoni Ramos-Quiroga, János M Réthelyi, Marta Ribases, Andreas Reif	**Titolo:**	Live fast, die young? A review on the developmental trajectories of ADHD across the lifespan
di:	Radboud University Medical Center, King's College London, Central Institute of Mental Health, Attention Deficit Disorder Information and Support Service (ADDISS), Radboud University Medical Center, Universitat de Barcelona, State University of New York Upstate Medical University, University of Bergen, Karolinska Institutet, University of Würzburg, Hospital Universitari Vall d'Hebron, Semmelweis University, University Hospital Frankfurt	**DOI:**	10.1016/j.euroneuro.2018.08.001
Data:	2018 Oct	**Sito web:**	PubMed Central (PMC)
Editore:	European Neuropsychopharmacology		

[s21] - https://pmc.ncbi.nlm.nih.gov/articles/PMC10887101/

Autore:	Manon Toutain, Nicolas Dollion, Laurence Henry, Marine Grandgeorge	**Titolo:**	How Do Children and Adolescents with ASD Look at Animals? A Scoping Review
DOI:	10.3390/children11020211	**Data:**	2024 Feb 6
Sito web:	PubMed Central (PMC)	**Editore:**	MDPI

[s22] - https://www.ncbi.nlm.nih.gov/books/NBK573609/

Autore:	Ronan Lordan, Cristiano Storni, Chiara Alessia De Benedictis	**Titolo:**	Autism Spectrum Disorders: Diagnosis and Treatment
di:	National Center for Biotechnology Information (NCBI)	**DOI:**	10.36255/exonpublications. autismspectrumdisorders.2021. diagnosis
Data:	2021/08/20	**Sito web:**	NCBI Bookshelf
Editore:	Exon Publications		

[s23] - https://pmc.ncbi.nlm.nih.gov/articles/PMC3874265/

Autore:	Susan E Sprich, Laura E Knouse, Christine Cooper-Vince, Jennifer Burbridge, Steven A Safren	**Titolo:**	Description and Demonstration of CBT for ADHD in Adults
di:	Massachusetts General Hospital and Harvard Medical School	**DOI:**	10.1016/j.cbpra.2009.09.002
Data:	2012 Feb 1	**Sito web:**	PubMed Central (PMC)

[s24] - https://pmc.ncbi.nlm.nih.gov/articles/PMC7732033/

Autore:	Nancy Doyle	**Titolo:**	Neurodiversity at work: a biopsychosocial model and the impact on working adults
di:	Department of Organizational Psychology, Birkbeck University of London, London, UK	**DOI:**	10.1093/bmb/ldaa021
Data:	2020 Sep 30	**Sito web:**	PubMed Central (PMC)
Editore:	British Medical Bulletin		

[s25] - https://www.mdpi.com/1660-4601/20/4/3098

Autore:	Christian Mette	**Titolo:**	Time Perception in Adult ADHD: Findings from a Decade—A Review
di:	Multidisciplinary Digital Publishing Institute	**DOI:**	10.3390/ijerph20043098
Data:	2023-02-10	**Sito web:**	mdpi.com
Editore:	Multidisciplinary Digital Publishing Institute		

[s26] - https://pmc.ncbi.nlm.nih.gov/articles/PMC6494390/

Autore:	Pablo Luis Lopez, Fernando Manuel Torrente, Agustín Ciapponi, Alicia Graciela Lischinsky, Marcelo Cetkovich-Bakmas, Juan Ignacio Rojas, Marina Romano, Facundo F Manes	**Titolo:**	Cognitive-behavioural interventions for attention deficit hyperactivity disorder (ADHD) in adults
di:	Institute of Cognitive and Translational Neuroscience (INCyT), INECO Foundation, Favaloro University, Laboratory of Psychopathology Research, Institute for Clinical Effectiveness and Health Policy (IECS-CONICET), Argentine Cochrane Centre, Hospital Italiano Buenos Aires, Neurology Department	**DOI:**	10.1002/14651858.CD010840.pub2
Data:	2018 Mar 23	**Sito web:**	PubMed Central (PMC)
Editore:	The Cochrane Database of Systematic Reviews		

[s27] - https://pmc.ncbi.nlm.nih.gov/articles/PMC7543894/

Autore:	Helena Jahncke, David M Hallman	**Titolo:**	Objective measures of cognitive performance in activity based workplaces and traditional office types
di:	University of Gävle, Sweden	**DOI:**	10.1016/j.jenvp.2020.101503
Data:	2020 Oct 8	**Sito web:**	PubMed Central (PMC)
Editore:	Journal of Environmental Psychology		

[s28] - https://pmc.ncbi.nlm.nih.gov/articles/PMC3552974/

Autore:	Sjan-Mari van Niekerk, Quinette Abigail Louw, Susan Hillier	**Titolo:**	The effectiveness of a chair intervention in the workplace to reduce musculoskeletal symptoms. A systematic review
di:	Stellenbosch University; University of South Australia	**DOI:**	10.1186/1471-2474-13-145
Data:	2012 Aug 13	**Sito web:**	PubMed Central (PMC)
Editore:	BMC Musculoskeletal Disorders		

[s29] - https://pmc.ncbi.nlm.nih.gov/articles/PMC8856522/

Autore:	Danielle M Beaton, Fuschia Sirois, Elizabeth Milne	**Titolo:**	Experiences of criticism in adults with ADHD: A qualitative study
di:	The University of Sheffield	**DOI:**	10.1371/journal.pone.0263366
Data:	2022 Feb 18	**Sito web:**	PubMed Central (PMC)
Editore:	PLoS ONE		

[s30] - https://pmc.ncbi.nlm.nih.gov/articles/PMC9663290/

Autore:	Claire de Oliveira, Makeila Saka, Lauren Bone, Rowena Jacobs	**Titolo:**	The Role of Mental Health on Workplace Productivity: A Critical Review of the Literature
di:	Centre for Health Economics, University of York; Hull York Medical School; Institute for Mental Health Policy Research, Centre for Addiction and Mental Health; Institute of Health Policy, Management and Evaluation, University of Toronto	**DOI:**	10.1007/s40258-022-00761-w
Data:	2022 Nov 15	**Sito web:**	PubMed Central (PMC)
Editore:	Applied Health Economics and Health Policy		

[s31] - https://pmc.ncbi.nlm.nih.gov/articles/PMC9443814/

Autore:	Kirsty Lauder, Almuth McDowall, Harriet R Tenenbaum	**Titolo:**	A systematic review of interventions to support adults with ADHD at work —Implications from the paucity of context-specific research for theory and practice
DOI:	10.3389/fpsyg.2022.893469	**Data:**	2022 Aug 22
Sito web:	PubMed Central (PMC)	**Editore:**	Frontiers in Psychology

[s32] - https://pmc.ncbi.nlm.nih.gov/articles/PMC7732033/

Autore:	Nancy Doyle	**Titolo:**	Neurodiversity at work: a biopsychosocial model and the impact on working adults
di:	Department of Organizational Psychology, Birkbeck University of London, London, UK	**DOI:**	10.1093/bmb/ldaa021
Data:	2020 Sep 30	**Sito web:**	PubMed Central (PMC)
Editore:	British Medical Bulletin		

[s33] - https://pmc.ncbi.nlm.nih.gov/articles/PMC9443814/

Autore:	Kirsty Lauder, Almuth McDowall, Harriet R Tenenbaum	**Titolo:**	A systematic review of interventions to support adults with ADHD at work —Implications from the paucity of context-specific research for theory and practice
di:	Centre for Neurodiversity Research at Work, Birkbeck College, London, United Kingdom; School of Psychology, University of Surrey, Surrey, United Kingdom	**DOI:**	10.3389/fpsyg.2022.893469
Data:	2022 Aug 22	**Sito web:**	PubMed Central (PMC)
Editore:	Frontiers in Psychology		

[s34] - https://pmc.ncbi.nlm.nih.gov/articles/PMC9109782/

Autore:	Tristan J Philippe, Naureen Sikder, Anna Jackson, Maya E Koblanski, Eric Liow, Andreas Pilarinos, Krisztina Vasarhelyi	**Titolo:**	Digital Health Interventions for Delivery of Mental Health Care: Systematic and Comprehensive Meta-Review
di:	The University of British Columbia, Vancouver Community College, Simon Fraser University, Vancouver Coastal Health Research Institute	**DOI:**	10.2196/35159
Data:	2022 May 12	**Sito web:**	PubMed Central (PMC)
Editore:	JMIR Mental Health		

[s35] - https://pmc.ncbi.nlm.nih.gov/articles/PMC9616454/

Autore:	Elie Abdelnour, Madeline O Jansen, Jessica A Gold	**Titolo:**	ADHD Diagnostic Trends: Increased Recognition or Overdiagnosis?
Data:	2022 Sep-Oct	**Sito web:**	PubMed Central (PMC)
Editore:	Missouri Medicine		

[s36] - https://pmc.ncbi.nlm.nih.gov/articles/PMC3724232/

Autore:	Timothy E Wilens, Thomas J Spencer	**Titolo:**	Understanding Attention-Deficit/ Hyperactivity Disorder From Childhood to Adulthood
di:	Clinical Research Program in Pediatric Psychopharmacology, Massachusetts General Hospital and Harvard Medical School, Boston, MA	**DOI:**	10.3810/pgm.2010.09.2206
Data:	2010 Sep	**Sito web:**	PubMed Central (PMC)
Editore:	Postgraduate medicine		

[s37] - https://pmc.ncbi.nlm.nih.gov/articles/PMC7315868/

Autore:	Bartosz Helfer, Natali Bozhilova, Ruth E Cooper, Joanna I Douzenis, Stefanos Maltezos, Philip Asherson	**Titolo:**	The key role of daytime sleepiness in cognitive functioning of adults with attention deficit hyperactivity disorder
DOI:	10.1192/j.eurpsy.2020.28	**Data:**	2020 Mar 5
Sito web:	PubMed Central (PMC)	**Editore:**	European Psychiatry : the journal of the Association of European Psychiatrists

[s38] - https://pmc.ncbi.nlm.nih.gov/articles/PMC6406620/

Autore:	Consuelo M Kreider, Sharon Medina, Mackenzi R Slamka	**Titolo:**	Strategies for Coping with Time-Related and Productivity Challenges of Young People with Learning Disabilities and Attention-Deficit/ Hyperactivity Disorder
di:	University of Florida	**DOI:**	10.3390/children6020028
Data:	2019 Feb 13	**Sito web:**	PubMed Central (PMC)
Editore:	MDPI		

[s39] - https://pubmed.ncbi.nlm.nih.gov/20051220/

Autore:	Faraone SV, Glatt SJ	**Titolo:**	A comparison of the efficacy of medications for adult attention-deficit/ hyperactivity disorder using meta-analysis of effect sizes
DOI:	10.4088/JCP.08m04902pur	**Data:**	2010 Jun
Sito web:	PubMed	**Editore:**	J Clin Psychiatry

[s40] - https://www.nimh.nih.gov/health/topics/mental-health-medications

Titolo:	Mental Health Medications	**di:**	National Institute of Mental Health (NIMH)
Sito web:	National Institute of Mental Health (NIMH)		

[s41] - https://pmc.ncbi.nlm.nih.gov/articles/PMC2518387/

Autore:	Dusan Kolar, Amanda Keller, Maria Golfinopoulos, Lucy Cumyn, Cassidy Syer, Lily Hechtman	**Titolo:**	Treatment of adults with attention-deficit/hyperactivity disorder
di:	Department of Psychiatry, Montreal Children's Hospital, McGill University, Montreal, Canada	**DOI:**	10.2147/ndt.s6985
Data:	2008 Apr	**Sito web:**	PubMed Central (PMC)
Editore:	Neuropsychiatric Disease and Treatment		

[s42] - https://pmc.ncbi.nlm.nih.gov/articles/PMC8369907/

Autore:	Le Zhang, Andreas Reif, Ebba Du Rietz, Tyra Lagerberg, Agnieszka Butwicka, Brian M D'Onofrio, Kristina Johnell, Nancy L Pedersen, Henrik Larsson, Zheng Chang	**Titolo:**	Comedication and Polypharmacy With ADHD Medications in Adults: A Swedish Nationwide Study
di:	Karolinska Institutet, Goethe University Frankfurt, Medical University of Warsaw, Stockholm County Council, Indiana University, Ö rebro University	**DOI:**	10.1177/1087054720923725
Data:	2020 Jun 1	**Sito web:**	PubMed Central (PMC)
Editore:	Journal of Attention Disorders		

[s43] - https://www.ncbi.nlm.nih.gov/books/NBK507808/

Autore:	Nazila Sharbaf Shoar, Raman Marwaha, Mohammed Molla	**Titolo:**	Dextroamphetamine-Amphetamine
di:	StatPearls Publishing	**Data:**	2023/05/23
Sito web:	NCBI Bookshelf	**Editore:**	StatPearls Publishing

[s44] - https://pmc.ncbi.nlm.nih.gov/articles/PMC3617926/

Autore:	Minal R Patel, Melissa A Valerio, Mary R Janevic, Z Molly Gong, Georgiana Sanders, Lara J Thomas, Noreen M Clark	**Titolo:**	Long-term effects of negotiated treatment plans on self-management behaviors and satisfaction with care among women with asthma
di:	Center for Managing Chronic Disease, University of Michigan	**DOI:**	10.3109/02770903.2012.743151
Data:	2012 Nov 28	**Sito web:**	PubMed Central (PMC)
Editore:	The Journal of asthma : official journal of the Association for the Care of Asthma		

[s45] - https://pmc.ncbi.nlm.nih.gov/articles/PMC2518387/

Autore:	Dusan Kolar, Amanda Keller, Maria Golfinopoulos, Lucy Cumyn, Cassidy Syer, Lily Hechtman	**Titolo:**	Treatment of adults with attention-deficit/hyperactivity disorder
di:	Department of Psychiatry, Montreal Children's Hospital, McGill University, Montreal, Canada	**DOI:**	10.2147/ndt.s6985
Data:	2008 Apr	**Sito web:**	PubMed Central (PMC)
Editore:	Neuropsychiatric Disease and Treatment		

[s46] - https://pmc.ncbi.nlm.nih.gov/articles/PMC3733520/

Autore:	Jonathan R Stevens, Timothy E Wilens, Theodore A Stern	**Titolo:**	Using Stimulants for Attention-Deficit/Hyperactivity Disorder: Clinical Approaches and Challenges
di:	PubMed Central (PMC)	**DOI:**	10.4088/PCC.12f01472
Data:	2013 Mar 28	**Sito web:**	PubMed Central (PMC)
Editore:	The Primary Care Companion for CNS Disorders		

[s47] - https://pmc.ncbi.nlm.nih.gov/articles/PMC2670101/

Autore:	Steven M Berman, Ronald Kuczenski, James T McCracken, Edythe D London	**Titolo:**	Potential Adverse Effects of Amphetamine Treatment on Brain and Behavior: A Review
di:	University of California Los Angeles; University of California San Diego	**DOI:**	10.1038/mp.2008.90
Data:	2008 Aug 12	**Sito web:**	PubMed Central (PMC)

[s48] - https://www.nimh.nih.gov/health/topics/mental-health-medications

Titolo:	Mental Health Medications	**di:**	National Institute of Mental Health (NIMH)
Sito web:	National Institute of Mental Health (NIMH)		

[s49] - https://pmc.ncbi.nlm.nih.gov/articles/PMC3441938/

Autore:	Mark A Stein, Margaret Weiss, Laura Hlavaty	**Titolo:**	ADHD Treatments, Sleep, and Sleep Problems: Complex Associations
di:	National Library of Medicine (NLM); National Institutes of Health (NIH); HHS	**DOI:**	10.1007/s13311-012-0130-0
Data:	2012 Jun 21	**Sito web:**	PubMed Central (PMC)
Editore:	Neurotherapeutics		

[s50] - https://www.ncbi.nlm.nih.gov/books/NBK493234/

Autore:	Douglas Fedder, Himanshu Patel, Abdolreza Saadabadi	**Titolo:**	Atomoxetine
di:	StatPearls Publishing	**Data:**	2023/03/27
Sito web:	NCBI Bookshelf	**Editore:**	StatPearls Publishing

[s51] - https://pmc.ncbi.nlm.nih.gov/articles/PMC2628311/

Autore:	Laura E Knouse, Christine Cooper-Vince, Susan Sprich, Steven A Safren	**Titolo:**	Recent developments in the psychosocial treatment of adult ADHD
di:	Massachusetts General Hospital and Harvard Medical School	**DOI:**	10.1586/14737175.8.10.1537
Data:	2008 Oct	**Sito web:**	PubMed Central (PMC)
Editore:	Expert review of neurotherapeutics		

[s52] - https://www.ncbi.nlm.nih.gov/books/NBK470241/

Autore:	Suma P. Chand, Daniel P. Kuckel, Martin R. Huecker	**Titolo:**	Cognitive Behavior Therapy
di:	StatPearls Publishing	**Data:**	2023/05/23
Sito web:	NCBI Bookshelf	**Editore:**	StatPearls Publishing

[s53] - https://pmc.ncbi.nlm.nih.gov/articles/PMC6494390/

Autore:	Pablo Luis Lopez, Fernando Manuel Torrente, Agustín Ciapponi, Alicia Graciela Lischinsky, Marcelo Cetkovich-Bakmas, Juan Ignacio Rojas, Marina Romano, Facundo F Manes	**Titolo:**	Cognitive-behavioural interventions for attention deficit hyperactivity disorder (ADHD) in adults
DOI:	10.1002/14651858.CD010840.pub2	**Data:**	2018 Mar 23
Sito web:	PubMed Central (PMC)	**Editore:**	The Cochrane Database of Systematic Reviews

[s54] - https://pmc.ncbi.nlm.nih.gov/articles/PMC3874265/

Autore:	Susan E Sprich, Laura E Knouse, Christine Cooper-Vince, Jennifer Burbridge, Steven A Safren	**Titolo:**	Description and Demonstration of CBT for ADHD in Adults
di:	Massachusetts General Hospital and Harvard Medical School	**DOI:**	10.1016/j.cbpra.2009.09.002
Data:	2012 Feb 1	**Sito web:**	PubMed Central (PMC)
Editore:	Cognitive and behavioral practice		

[s55] - https://pmc.ncbi.nlm.nih.gov/articles/PMC7082245/

Autore:	Mahesh Shrestha, Julianna Lautenschleger, Neelkamal Soares	**Titolo:**	Non-pharmacologic management of attention-deficit/hyperactivity disorder in children and adolescents: a review
di:	Western Michigan University Homer Stryker M.D. School of Medicine	**DOI:**	10.21037/tp.2019.10.01
Data:	2020 Feb	**Sito web:**	PMC (PubMed Central)
Editore:	Translational Pediatrics		

[s56] - https://pmc.ncbi.nlm.nih.gov/articles/PMC2518387/

Autore:	Dusan Kolar, Amanda Keller, Maria Golfinopoulos, Lucy Cumyn, Cassidy Syer, Lily Hechtman	**Titolo:**	Treatment of adults with attention-deficit/hyperactivity disorder
di:	Department of Psychiatry, Montreal Children's Hospital, McGill University, Montreal, Canada	**DOI:**	10.2147/ndt.s6985
Data:	2008 Apr	**Sito web:**	PubMed Central (PMC)
Editore:	Neuropsychiatric Disease and Treatment		

[s57] - https://pmc.ncbi.nlm.nih.gov/articles/PMC2909688/

Autore:	Laura E Knouse, Steven A Safren	**Titolo:**	Current Status of Cognitive Behavioral Therapy for Adult Attention-Deficit Hyperactivity Disorder
di:	Massachusetts General Hospital and Harvard Medical School	**DOI:**	10.1016/j.psc.2010.04.001
Data:	2010 Sep	**Sito web:**	PubMed Central (PMC)
Editore:	The Psychiatric clinics of North America		

[s58] - https://pmc.ncbi.nlm.nih.gov/articles/PMC6494390/

Autore:	Pablo Luis Lopez, Fernando Manuel Torrente, Agustín Ciapponi, Alicia Graciela Lischinsky, Marcelo Cetkovich-Bakmas, Juan Ignacio Rojas, Marina Romano, Facundo F Manes	**Titolo:**	Cognitive-behavioural interventions for attention deficit hyperactivity disorder (ADHD) in adults
di:	PubMed Central (PMC)	**DOI:**	10.1002/14651858.CD010840.pub2
Data:	2018 Mar 23	**Sito web:**	PubMed Central (PMC)
Editore:	The Cochrane Database of Systematic Reviews		

[s59] - https://pmc.ncbi.nlm.nih.gov/articles/PMC10091126/

Autore:	Michael O Ogundele, Hani F Ayyash	**Titolo:**	ADHD in children and adolescents: Review of current practice of non-pharmacological and behavioural management
di:	Bridgewater Community Healthcare NHS Foundation Trust; Mid and South Essex University Hospitals Group, University Hospital NHS Foundation Trust	**DOI:**	10.3934/publichealth.2023004
Data:	2023 Feb 7	**Sito web:**	PMC (PubMed Central)
Editore:	AIMS Public Health		

[s60] - https://pmc.ncbi.nlm.nih.gov/articles/PMC8489050/

Autore:	Mutsuhiro Nakao, Kentaro Shirotsuki, Nagisa Sugaya	**Titolo:**	Cognitive–behavioral therapy for management of mental health and stress-related disorders: Recent advances in techniques and technologies
DOI:	10.1186/s13030-021-00219-w	**Data:**	2021 Oct 3
Sito web:	PubMed Central (PMC)	**Editore:**	BioPsychoSocial Medicine

[s61] - https://pmc.ncbi.nlm.nih.gov/articles/PMC7082245/

Autore:	Mahesh Shrestha, Julianna Lautenschleger, Neelkamal Soares	**Titolo:**	Non-pharmacologic management of attention-deficit/hyperactivity disorder in children and adolescents: a review
di:	Western Michigan University Homer Stryker M.D. School of Medicine	**DOI:**	10.21037/tp.2019.10.01
Data:	2020 Feb	**Sito web:**	PubMed Central (PMC)
Editore:	Translational Pediatrics		

[s62] - https://pmc.ncbi.nlm.nih.gov/articles/PMC7476461/

Autore:	Melissa E Phuphanich, Jonathan Droessler, Lisa Altman, Blessen C Eapen	**Titolo:**	Movement-Based Therapies in Rehabilitation
di:	VA Greater Los Angeles Health Care System; University of California Los Angeles (UCLA)	**DOI:**	10.1016/j.pmr.2020.07.002
Data:	2020 Sep 7	**Sito web:**	PubMed Central (PMC)

[s63] - https://pmc.ncbi.nlm.nih.gov/articles/PMC8276649/

Autore:	Marie Kuhfuß, Tobias Maldei, Andreas Hetmanek, Nicola Baumann	**Titolo:**	Somatic experiencing – effectiveness and key factors of a body-oriented trauma therapy: a scoping literature review
di:	University of Trier; Technical University of Munich(TUM)	**DOI:**	10.1080/20008198.2021.1929023
Data:	2021 Jul 12	**Sito web:**	PubMed Central (PMC)
Editore:	European Journal of Psychotraumatology		

[s64] - https://pmc.ncbi.nlm.nih.gov/articles/PMC4403871/

Autore:	John T Mitchell, Lidia Zylowska, Scott H Kollins	**Titolo:**	Mindfulness Meditation Training for Attention-Deficit/Hyperactivity Disorder in Adulthood: Current Empirical Support, Treatment Overview, and Future Directions
di:	Duke University Medical Center, Department of Psychiatry and Behavioral Sciences; University of California Santa Cruz; University of California Los Angeles	**DOI:**	10.1016/j.cbpra.2014.10.002
Data:	2015 May	**Sito web:**	PubMed Central (PMC)
Editore:	Cognitive and behavioral practice		

[s65] - https://pmc.ncbi.nlm.nih.gov/articles/PMC7082245/

Autore:	Mahesh Shrestha, Julianna Lautenschleger, Neelkamal Soares	**Titolo:**	Non-pharmacologic management of attention-deficit/hyperactivity disorder in children and adolescents: a review
di:	Western Michigan University Homer Stryker M.D. School of Medicine	**DOI:**	10.21037/tp.2019.10.01
Data:	2020 Feb	**Sito web:**	PubMed Central (PMC)
Editore:	Translational Pediatrics		

[s66] - https://pmc.ncbi.nlm.nih.gov/articles/PMC6823216/

Autore:	Thawatchai Krisanaprakornkit, Chetta Ngamjarus, Chartree Witoonchart, Nawanant Piyavhatkul	**Titolo:**	Meditation therapies for attention-deficit/hyperactivity disorder (ADHD)
DOI:	10.1002/14651858.CD006507.pub2	**Data:**	2010 Jun 16
Sito web:	PubMed Central (PMC)	**Editore:**	The Cochrane Database of Systematic Reviews

[s67] - https://pmc.ncbi.nlm.nih.gov/articles/PMC7082245/

Autore:	Mahesh Shrestha, Julianna Lautenschleger, Neelkamal Soares	**Titolo:**	Non-pharmacologic management of attention-deficit/hyperactivity disorder in children and adolescents: a review
di:	Western Michigan University Homer Stryker M.D. School of Medicine	**DOI:**	10.21037/tp.2019.10.01
Data:	2020 Feb	**Sito web:**	PMC
Editore:	Translational Pediatrics		

[s68] - https://www.nimh.nih.gov/health/publications/adhd-what-you-need-to-know

Titolo:	ADHD in Adults: 4 Things to Know	**di:**	National Institute of Mental Health (NIMH)
Sito web:	National Institute of Mental Health (NIMH)		

[s69] - https://pmc.ncbi.nlm.nih.gov/articles/PMC3874265/

Autore:	Susan E Sprich, Laura E Knouse, Christine Cooper-Vince, Jennifer Burbridge, Steven A Safren	**Titolo:**	Description and Demonstration of CBT for ADHD in Adults
di:	Massachusetts General Hospital and Harvard Medical School	**DOI:**	10.1016/j.cbpra.2009.09.002
Data:	2012 Feb 1	**Sito web:**	PubMed Central (PMC)
Editore:	Cognitive and behavioral practice		

[s70] - https://pmc.ncbi.nlm.nih.gov/articles/PMC6494390/

Autore:	Pablo Luis Lopez, Fernando Manuel Torrente, Agustín Ciapponi, Alicia Graciela Lischinsky, Marcelo Cetkovich-Bakmas, Juan Ignacio Rojas, Marina Romano, Facundo F Manes	**Titolo:**	Cognitive-behavioural interventions for attention deficit hyperactivity disorder (ADHD) in adults
DOI:	10.1002/14651858.CD010840.pub2	**Data:**	2018 Mar 23
Sito web:	PubMed Central (PMC)	**Editore:**	The Cochrane Database of Systematic Reviews

[s71] - https://pmc.ncbi.nlm.nih.gov/articles/PMC10173356/

Autore:	Alisa R Kosheleff, Oren Mason, Rakesh Jain, Jennifer Koch, Jonathan Rubin	**Titolo:**	Functional Impairments Associated With ADHD in Adulthood and the Impact of Pharmacological Treatment
di:	Supernus Pharmaceuticals, Inc., Attention MD, Michigan State University College of Human Medicine, Texas Tech University School of Medicine	**DOI:**	10.1177/10870547231158572
Data:	2023 Mar 6	**Sito web:**	PubMed Central (PMC)
Editore:	Journal of Attention Disorders		

[s72] - https://pmc.ncbi.nlm.nih.gov/articles/PMC2909688/

Autore:	Laura E Knouse, Steven A Safren	**Titolo:**	Current Status of Cognitive Behavioral Therapy for Adult Attention-Deficit Hyperactivity Disorder
di:	Massachusetts General Hospital and Harvard Medical School	**DOI:**	10.1016/j.psc.2010.04.001
Data:	2010 Sep	**Sito web:**	PubMed Central (PMC)
Editore:	The Psychiatric clinics of North America		

[s73] - https://pmc.ncbi.nlm.nih.gov/articles/PMC3724232/

Autore:	Timothy E Wilens, Thomas J Spencer	**Titolo:**	Understanding Attention-Deficit/ Hyperactivity Disorder From Childhood to Adulthood
di:	Clinical Research Program in Pediatric Psychopharmacology, Massachusetts General Hospital and Harvard Medical School, Boston, MA	**DOI:**	10.3810/pgm.2010.09.2206
Data:	2010 Sep	**Sito web:**	PubMed Central (PMC)
Editore:	Postgraduate medicine		

[s74] - https://pmc.ncbi.nlm.nih.gov/articles/PMC5617155/

Autore:	Carlos Canela, Anna Buadze, Anish Dube, Dominique Eich, Michael Liebrenz	**Titolo:**	Skills and compensation strategies in adult ADHD – A qualitative study
di:	PubMed Central (PMC)	**DOI:**	10.1371/journal.pone.0184964
Data:	2017 Sep 27	**Sito web:**	pmc.ncbi.nlm.nih.gov
Editore:	PLoS ONE		

[s75] - https://pmc.ncbi.nlm.nih.gov/articles/PMC10173356/

Autore:	Alisa R Kosheleff, Oren Mason, Rakesh Jain, Jennifer Koch, Jonathan Rubin	**Titolo:**	Functional Impairments Associated With ADHD in Adulthood and the Impact of Pharmacological Treatment
di:	Supernus Pharmaceuticals, Inc., Attention MD, Michigan State University College of Human Medicine, Texas Tech University School of Medicine	**DOI:**	10.1177/10870547231158572
Data:	2023 Mar 6	**Sito web:**	PMC
Editore:	SAGE Publications		

[s76] - https://pmc.ncbi.nlm.nih.gov/articles/PMC8818094/

Autore:	Nadia Butler, Zara Quigg, Rebecca Bates, Lisa Jones, Emma Ashworth, Steve Gowland, Margaret Jones	**Titolo:**	The Contributing Role of Family, School, and Peer Supportive Relationships in Protecting the Mental Wellbeing of Children and Adolescents
di:	Public Health Institute, Liverpool John Moores University; School of Psychology, Liverpool John Moores University; Sefton Council	**DOI:**	10.1007/s12310-022-09502-9
Data:	2022 Feb 6	**Sito web:**	PMC (PubMed Central)

[s77] - https://pubmed.ncbi.nlm.nih.gov/33067364/

Autore:	Dziura SL;Thompson JC	**Titolo:**	Temporal Dynamics of the Neural Representation of Social Relationships
DOI:	10.1523/JNEUROSCI.2818-19.2020	**Data:**	11/18/2020
Sito web:	PubMed	**Editore:**	J Neurosci

[s78] - https://pmc.ncbi.nlm.nih.gov/articles/PMC3150158/

Autore:	Debra Umberson, Jennifer Karas Montez	**Titolo:**	Social Relationships and Health: A Flashpoint for Health Policy
di:	National Center for Biotechnology Information (NCBI)	**DOI:**	10.1177/0022146510383501
Data:	2010	**Sito web:**	PubMed Central (PMC)
Editore:	Journal of health and social behavior		

[s79] - https://pmc.ncbi.nlm.nih.gov/articles/PMC6388234/

Autore:	Viniece Jennings, Omoshalewa Bamkole	**Titolo:**	The Relationship between Social Cohesion and Urban Green Space: An Avenue for Health Promotion
di:	USDA Forest Service, Emory University	**DOI:**	10.3390/ijerph16030452
Data:	2019 Feb 4	**Sito web:**	PubMed Central (PMC)
Editore:	International Journal of Environmental Research and Public Health		

[s80] - https://pmc.ncbi.nlm.nih.gov/articles/PMC5480897/

Autore:	Brooke C Feeney, Nancy L Collins	**Titolo:**	New Look at Social Support: A Theoretical Perspective on Thriving through Relationships
DOI:	10.1177/1088868314544222	**Data:**	2014 Aug 14
Sito web:	PubMed Central (PMC)		

[s81] - https://pubmed.ncbi.nlm.nih.gov/16451502/

Autore:	L McKeown	**Titolo:**	Social relations and breath odour
di:	National Center for Biotechnology Information (NCBI)	**DOI:**	10.1034/j.1601-5037.2003.00056.x
Data:	2003 Nov	**Sito web:**	PubMed
Editore:	Int J Dent Hyg		

[s82] - https://pmc.ncbi.nlm.nih.gov/articles/PMC10156575/

Autore:	Michelle Ogrodnik, Sameena Karsan, Brandon Malamis, Matthew Kwan, Barbara Fenesi, Jennifer J Heisz	**Titolo:**	Exploring Barriers and Facilitators to Physical Activity in Adults with ADHD: A Qualitative Investigation
di:	PMC (PubMed Central)	**DOI:**	10.1007/s10882-023-09908-6
Data:	2023 May 4	**Sito web:**	PMC (PubMed Central)
Editore:	Journal of Developmental and Physical Disabilities		

[s83] - https://pmc.ncbi.nlm.nih.gov/articles/PMC10819297/

Autore:	Alexandra Martín-Rodríguez, Laura Augusta Gostian-Ropotin, Ana Isabel Beltrán-Velasco, Noelia Belando-Pedreño, Juan Antonio Simón, Clara López-Mora, Eduardo Navarro-Jiménez, José Francisco Tornero-Aguilera, Vicente Javier Clemente-Suárez	**Titolo:**	Sporting Mind: The Interplay of Physical Activity and Psychological Health
di:	Universidad Europea de Madrid, Nebrija University, Universidad Politécnica de Madrid, Universidad Europea de Valencia, Universidad Simón Bolívar, Universidad de la Costa	**DOI:**	10.3390/sports12010037
Data:	2024 Jan 22	**Sito web:**	PubMed Central (PMC)
Editore:	MDPI		

[s84] - https://pmc.ncbi.nlm.nih.gov/articles/PMC9996838/

Autore:	Rebekah A Mack, Caroline E Stanton, Marissa R Carney	**Titolo:**	The importance of including occupational therapists as part of the multidisciplinary team in the management of eating disorders: a narrative review incorporating lived experience
di:	The Johns Hopkins Hospital; Prisma Health Kidnetics	**DOI:**	10.1186/s40337-023-00763-6
Data:	2023 Mar 9	**Sito web:**	PMC (PubMed Central)
Editore:	Journal of Eating Disorders		

[s85] - https://pmc.ncbi.nlm.nih.gov/articles/PMC8125471/

Autore:	Marcia P Jimenez, Nicole V DeVille, Elise G Elliott, Jessica E Schiff, Grete E Wilt, Jaime E Hart, Peter James	**Titolo:**	Associations between Nature Exposure and Health: A Review of the Evidence
DOI:	10.3390/ijerph18094790	**Data:**	2021 Apr 30
Sito web:	PubMed Central (PMC)	**Editore:**	MDPI

[s86] - https://pmc.ncbi.nlm.nih.gov/articles/PMC9916207/

Autore:	Susan Hutchinson, Douglas Kleiber	**Titolo:**	On Time, Leisure, and Health in Retirement: Implications for Public Health Services
DOI:	10.3390/ijerph20032490	**Data:**	2023 Jan 30
Sito web:	PubMed Central (PMC)	**Editore:**	International Journal of Environmental Research and Public Health

[s87] - https://pmc.ncbi.nlm.nih.gov/articles/PMC2863117/

Autore:	Sarah D Pressman, Karen A Matthews, Sheldon Cohen, Lynn M Martire, Michael Scheier, Andrew Baum, Richard Schulz	**Titolo:**	Association of Enjoyable Leisure Activities With Psychological and Physical Well-Being
di:	PubMed Central (PMC)	**DOI:**	10.1097/PSY.0b013e3181ad7978
Data:	2009 Jul 10	**Sito web:**	PMC
Editore:	Psychosomatic medicine		

[s88] - https://pubmed.ncbi.nlm.nih.gov/18928347/

Autore:	Langberg JM; Epstein JN; Graham AJ	**Titolo:**	Organizational-skills interventions in the treatment of ADHD
DOI:	10.1586/14737175.8.10.1549	**Data:**	2008 Oct
Sito web:	PubMed	**Editore:**	Expert Rev Neurother

[s89] - https://pmc.ncbi.nlm.nih.gov/articles/PMC3874265/

Autore:	Susan E Sprich, Laura E Knouse, Christine Cooper-Vince, Jennifer Burbridge, Steven A Safren	**Titolo:**	Description and Demonstration of CBT for ADHD in Adults
di:	Massachusetts General Hospital and Harvard Medical School	**DOI:**	10.1016/j.cbpra.2009.09.002
Data:	2012 Feb 1	**Sito web:**	PubMed Central (PMC)
Editore:	Cognitive and behavioral practice		

[s90] - https://pmc.ncbi.nlm.nih.gov/articles/PMC6494390/

Autore:	Pablo Luis Lopez, Fernando Manuel Torrente, Agustín Ciapponi, Alicia Graciela Lischinsky, Marcelo Cetkovich-Bakmas, Juan Ignacio Rojas, Marina Romano, Facundo F Manes	**Titolo:**	Cognitive-behavioural interventions for attention deficit hyperactivity disorder (ADHD) in adults
DOI:	10.1002/14651858.CD010840.pub2	**Data:**	2018 Mar 23
Sito web:	PubMed Central (PMC)	**Editore:**	The Cochrane Database of Systematic Reviews

[s91] - https://pmc.ncbi.nlm.nih.gov/articles/PMC6406620/

Autore:	Consuelo M Kreider, Sharon Medina, Mackenzi R Slamka	**Titolo:**	Strategies for Coping with Time-Related and Productivity Challenges of Young People with Learning Disabilities and Attention-Deficit/ Hyperactivity Disorder
di:	Department of Occupational Therapy, University of Florida	**DOI:**	10.3390/children6020028
Data:	2019 Feb 13	**Sito web:**	PMC
Editore:	Children		

[s92] - https://pubmed.ncbi.nlm.nih.gov/20231319/

Autore:	Solanto MV;Marks DJ;Wasserstein J; Mitchell K;Abikoff H;Alvir JM; Kofman MD	**Titolo:**	Efficacy of meta-cognitive therapy for adult ADHD
di:	PubMed	**DOI:**	10.1176/appi.ajp.2009.09081123
Data:	2010 Aug	**Sito web:**	PubMed
Editore:	Am J Psychiatry		

[s93] - https://pmc.ncbi.nlm.nih.gov/articles/PMC2909688/

Autore:	Laura E Knouse, Steven A Safren	**Titolo:**	Current Status of Cognitive Behavioral Therapy for Adult Attention-Deficit Hyperactivity Disorder
di:	Massachusetts General Hospital and Harvard Medical School	**DOI:**	10.1016/j.psc.2010.04.001
Data:	2010 Sep	**Sito web:**	PubMed Central (PMC)
Editore:	The Psychiatric clinics of North America		

[s94] - https://dx.doi.org/10.1186/1478-7547-12-23

Autore:	Bryant, Jamie; Sanson-Fisher, Rob; Walsh, Justin; Stewart, Jessica	**Titolo:**	Health research priority setting in selected high income countries: a narrative review of methods used and recommendations for future practice
di:	BioMed Central	**DOI:**	10.1186/1478-7547-12-23
Data:	2014-11-18	**Sito web:**	Cost Effectiveness and Resource Allocation
Editore:	BioMed Central Ltd.		

[s95] - https://pmc.ncbi.nlm.nih.gov/articles/PMC4282137/

Autore:	Philip Shaw, Argyris Stringaris, Joel Nigg, Ellen Leibenluft	**Titolo:**	Emotional dysregulation and Attention-Deficit/Hyperactivity Disorder
DOI:	10.1176/appi.ajp.2013.13070966	**Data:**	2014 Mar
Sito web:	PubMed Central (PMC)	**Editore:**	The American journal of psychiatry

[s96] - https://pmc.ncbi.nlm.nih.gov/articles/PMC6938720/

Autore:	John T Mitchell, F Joseph McClernon, Jean C Beckham, Richard A Brown, Carl W Lejuez, Scott H Kollins	**Titolo:**	Smoking abstinence effects on emotion dysregulation in adult cigarette smokers with and without attention-deficit/hyperactivity disorder
DOI:	10.1016/j.drugalcdep.2019.107594	**Data:**	2019 Sep 27
Sito web:	PubMed Central (PMC)	**Editore:**	Drug and alcohol dependence

[s97] - https://pmc.ncbi.nlm.nih.gov/articles/PMC4694553/

Autore:	Vania Modesto-Lowe, Pantea Farahmand, Margaret Chaplin, Lauren Sarro	**Titolo:**	Does mindfulness meditation improve attention in attention deficit hyperactivity disorder?
DOI:	10.5498/wjp.v5.i4.397	**Data:**	2015 Dec 22
Sito web:	PubMed Central (PMC)	**Editore:**	World Journal of Psychiatry

[s98] - https://pmc.ncbi.nlm.nih.gov/articles/PMC4403871/

Autore:	John T Mitchell, Lidia Zylowska, Scott H Kollins	**Titolo:**	Mindfulness Meditation Training for Attention-Deficit/Hyperactivity Disorder in Adulthood: Current Empirical Support, Treatment Overview, and Future Directions
di:	Duke University Medical Center, Department of Psychiatry and Behavioral Sciences; University of California Santa Cruz; University of California Los Angeles	**DOI:**	10.1016/j.cbpra.2014.10.002
Data:	2015 May	**Sito web:**	PubMed Central (PMC)
Editore:	Cognitive and behavioral practice		

[s99] - https://pmc.ncbi.nlm.nih.gov/articles/PMC2894421/

Autore:	Amy FT Arnsten	**Titolo:**	The Emerging Neurobiology of Attention Deficit Hyperactivity Disorder: The Key Role of the Prefrontal Association Cortex
di:	Department of Neurobiology, Yale University School of Medicine	**DOI:**	10.1016/j.jpeds.2009.01.018
Data:	2009 May 1	**Sito web:**	PubMed Central (PMC)
Editore:	The Journal of pediatrics		

[s100] - https://pmc.ncbi.nlm.nih.gov/articles/PMC6850677/

Autore:	Luisa Weiner, Nader Perroud, Sé bastien Weibel	**Titolo:**	Attention Deficit Hyperactivity Disorder And Borderline Personality Disorder In Adults: A Review Of Their Links And Risks
DOI:	10.2147/NDT.S192871	**Data:**	2019 Nov 8
Sito web:	PubMed Central (PMC)	**Editore:**	Neuropsychiatric Disease and Treatment

[s101] - https://pmc.ncbi.nlm.nih.gov/articles/PMC8020774/

Autore:	Patrick J Smith, Rhonda M Merwin	**Titolo:**	The Role of Exercise in Management of Mental Health Disorders: An Integrative Review
di:	Duke University Medical Center	**DOI:**	10.1146/annurev-med-060619-022943
Data:	2020 Nov 30	**Sito web:**	PubMed Central (PMC)
Editore:	Annual review of medicine		

[s102] - https://pmc.ncbi.nlm.nih.gov/articles/PMC10087816/

Autore:	Jordan Stellern, Ke Bin Xiao, Erin Grennell, Marcos Sanches, Joshua L Gowin, Matthew E Sloan	**Titolo:**	Emotion regulation in substance use disorders: a systematic review and meta-analysis
DOI:	10.1111/add.16001	**Data:**	2022 Aug 11
Sito web:	PubMed Central (PMC)	**Editore:**	Addiction (Abingdon, England)

[s103] - https://pmc.ncbi.nlm.nih.gov/articles/PMC10221503/

Autore:	Marina Martin-Moratinos, Marcos Bella-Fernández, Hilario Blasco-Fontecilla	**Titolo:**	Effects of Music on Attention-Deficit/ Hyperactivity Disorder (ADHD) and Potential Application in Serious Video Games: Systematic Review
DOI:	10.2196/37742	**Data:**	2023 May 12
Sito web:	PubMed Central (PMC)	**Editore:**	Journal of Medical Internet Research

[s104] - https://pmc.ncbi.nlm.nih.gov/articles/PMC2880630/
Autore: Peter A Wyman, Wendi Cross, C Hendricks Brown, Qin Yu, Xin Tu, Shirley Eberly
Titolo: Intervention to Strengthen Emotional Self-Regulation in Children with Emerging Mental Health Problems: Proximal Impact on School Behavior
di: University of Rochester, School of Medicine and Dentistry; University of Miami
DOI: 10.1007/s10802-010-9398-x
Data: 2010 Jul
Sito web: PubMed Central (PMC)
Editore: Journal of abnormal child psychology

[s105] - https://pmc.ncbi.nlm.nih.gov/articles/PMC2854309/
Autore: Paulo A Graziano, Susan D Calkins, Susan P Keane
Titolo: Toddler self-regulation skills predict risk for pediatric obesity
DOI: 10.1038/ijo.2009.288
Data: 2010 Jan 12
Sito web: PubMed Central (PMC)
Editore: International journal of obesity (2005)

[s106] - https://pmc.ncbi.nlm.nih.gov/articles/PMC2998793/
Autore: Todd B Kashdan
Titolo: Psychological Flexibility as a Fundamental Aspect of Health
di: George Mason University, University of South Florida
DOI: 10.1016/j.cpr.2010.03.001
Data: 2010 Nov 1
Sito web: PubMed Central (PMC)
Editore: Clinical psychology review

[s107] - https://pmc.ncbi.nlm.nih.gov/articles/PMC4195639/
Autore: Ylva Ginsberg, Javier Quintero, Ernie Anand, Marta Casillas, Himanshu P Upadhyaya
Titolo: Underdiagnosis of Attention-Deficit/ Hyperactivity Disorder in Adult Patients: A Review of the Literature
di: Eli Lilly
DOI: 10.4088/PCC.13r01600
Data: 2014 Jun 12
Sito web: PubMed Central (PMC)
Editore: The Primary Care Companion for CNS Disorders

[s108] - https://pmc.ncbi.nlm.nih.gov/articles/PMC3724232/
Autore: Timothy E Wilens, Thomas J Spencer
Titolo: Understanding Attention-Deficit/ Hyperactivity Disorder From Childhood to Adulthood
di: Clinical Research Program in Pediatric Psychopharmacology, Massachusetts General Hospital and Harvard Medical School, Boston, MA
DOI: 10.3810/pgm.2010.09.2206
Data: 2010 Sep
Sito web: PubMed Central (PMC)
Editore: Postgraduate medicine

Fonti delle immagini

Per tutte le altre immagini elencate qui:
Nessuna delle immagini è stata modificata, è stata adattata solo la risoluzione. Nella versione eBook, le immagini sono state compilate in collage numerati. Tutte le immagini rimangono soggette alla loro licenza originale e vengono utilizzate secondo i rispettivi termini di licenza. Se riscontri errori di attribuzione o altre discrepanze, contattaci.

Data della revisione finale dell'immagine: 2025-02-17.

Licenza utilizzata

CC0 http://creativecommons.org/publicdomain/zero/1.0/deed.en

Crediti immagini

[i1] - 001_001_001_image_elektroenzephalogramm.jpeg
https://upload.wikimedia.org/wikipedia/commons/b/bf/EEG_cap.jpg

Date:	12 June 2010	**di:**	Mark viking
Artista:	Thuglas	**License:**	Public domain

[i2] - 001_001_001_image_neuropsychologische_tests.jpeg
https://upload.wikimedia.org/wikipedia/commons/f/fc/Rey-osterreith_example.jpg

Date:	8 May 2008, 12:07:02	**di:**	Garrondo
Artista:	garrondo	**License:**	Public domain

[i3] - 001_001_001_image_schilddruese.jpeg
https://upload.wikimedia.org/wikipedia/commons/a/a3/Illu_thyroid_parathyroid.jpg

Date:	2014-06-04	**di:**	CFCF
License:	Public domain		

[i4] - 001_001_001_image_blutuntersuchung.jpeg
https://upload.wikimedia.org/wikipedia/commons/e/e2/Blood_Types.jpg

Date:	2023-08-02	**di:**	Bondarev.gal
License:	CC0		

[i5] - 001_001_002_image_strooptest.jpeg
https://upload.wikimedia.org/wikipedia/commons/3/37/Test_de_Stroop_%28expr%C3%A9s%29.png

Date:	2000-01-01	**di:**	JasonA34
License:	CC0		

[i6] - 001_002_002_image_schlafstoerung.jpeg
https://upload.wikimedia.org/wikipedia/commons/b/b7/53-aspetti_di_vita_quotidiana%2C_insonnia%2C_Taccuino_Sanitatis%2C.jpg

di:	Sailko	**Artista:**	unknown master
License:	Public domain		

[i7] - 001_003_001_image_epilepsie.jpeg
https://upload.wikimedia.org/wikipedia/commons/c/c3/Cerebral_Atrophy_Partial_Epilepsy_Right_Hemiplegia.jpg

Date:	1878-12-31	**di:**	Possibly
Artista:	Paul-Marie-Léon Regnard	**License:**	Public domain

[i8] - 001_003_001_image_depression.jpeg
https://upload.wikimedia.org/wikipedia/commons/5/54/Depression-loss_of_loved_one.jpg

Date:	2009-04-15	**di:**	Baker131313
License:	Public domain		

[i9] - 001_003_001_image_zwangsstoerung.jpeg
https://upload.wikimedia.org/wikipedia/commons/b/bf/OCD_handwash_%281%29.jpg

Date:	2008-05-24	**di:**	Cooldudeseven7
License:	Public domain		

[i10] - 002_001_001_image_laermschutzkopfhoerer.jpeg
https://upload.wikimedia.org/wikipedia/commons/f/fd/Bose_QC2_in_Case_1.jpg

Date:	12 August 2005	**di:**	File Upload Bot (Magnus Manske)
Artista:	Mark Kim	**License:**	Public domain

[i11] - 002_001_001_image_schreibtisch.jpeg
https://upload.wikimedia.org/wikipedia/commons/1/13/Abbotsford_House_Study_Room.jpg

Date:	2018-03-06	**di:**	Σπάρτακος
Artista:	Michael D Beckwith	**License:**	CC0

[i12] - 002_001_001_image_kalender.jpeg
https://upload.wikimedia.org/wikipedia/commons/a/a8/1914-julian-gregorian-calendar-Greek-French.jpg

Date:	1914	**di:**	Flashdart2
Artista:	Unknown authorUnknown author	**License:**	Public domain

[i13] - 002_001_001_image_stehpult.jpeg
https://upload.wikimedia.org/wikipedia/commons/4/48/Dmitri_Mendeleev%27s_standing_desk.jpg

Date:	2017-08-23	**di:**	Scotted400
License:	CC0		

[i14] - 002_001_002_image_timer.jpeg
https://upload.wikimedia.org/wikipedia/commons/e/e0/Farberware-Minute-Timer-White.jpg

Date:	2010-09-05	**di:**	Evan-Amos
License:	Public domain		

[i15] - 002_001_002_image_aufgabenliste.jpeg
https://upload.wikimedia.org/wikipedia/commons/b/b9/To_do_list_%2828123133694%29.jpg

Date:	2016-08-03	**di:**	Юрий Д.К.
Artista:	freestocks.org	**License:**	CC0

[i16] - 002_001_003_image_ergonomischer_stuhl.jpeg
https://upload.wikimedia.org/wikipedia/commons/8/8a/Prototype_ergonomic_office_chair%2C_V%26A_London.jpg

Date:	2024-04-01	**di:**	14GTR
License:	CC0		

[i17] - 002_001_003_image_inbox_zero.jpeg
https://upload.wikimedia.org/wikipedia/commons/9/93/Inbox_%26_Outbox.jpg

Date:	2016-01-13	**di:**	Pius
Artista:	philippechazal	**License:**	CC0

[i18] - 002_001_003_image_zellenbuero.jpeg
https://upload.wikimedia.org/wikipedia/commons/c/ce/Cubicle_land.jpg

Date:	2 June 2006	**di:**	Yonidebest
Artista:	Larsinio	**License:**	Public domain

[i19] - 002_002_001_image_produktivitaet.jpeg
https://upload.wikimedia.org/wikipedia/commons/0/02/52d_FW_innovation_team_betters_workflow%2C_quality_of_life_%285938943%29.jpg

Date:	Taken	**di:**	OptimusPrimeBot
Artista:	Valerie Seelye	**License:**	Public domain

[i20] - 002_002_002_image_ergotherapeut.jpeg
https://upload.wikimedia.org/wikipedia/commons/d/dd/Occupational_therapist_adjusts_a_handsplint.jpg

Date:	1984	**di:**	Ruff tuff cream puff
Artista:	National Institutes of Health	**License:**	Public domain

[i21] - 002_002_003_image_konfliktloesung.jpeg
https://upload.wikimedia.org/wikipedia/commons/4/46/Conflict_Resolution_in_Human_Evolution.jpg

Date:	2010-10-22	**di:**	Xavier Dengra
Artista:	Asachs	**License:**	Public domain

[i22] - 002_003_001_image_frustration.jpeg
https://upload.wikimedia.org/wikipedia/commons/6/6d/TrafficJamFrustration.jpg

Date:	2015-06-22	**di:**	Raysonho
License:	CC0		

[i23] - 002_003_001_image_selbstbewusstsein.jpeg
https://upload.wikimedia.org/wikipedia/commons/f/fc/Self_Confidence.jpg

Date:	2024-08-10	**di:**	Conbene
License:	CC0		

[i24] - 002_003_002_image_schlafprotokoll.jpeg
https://upload.wikimedia.org/wikipedia/commons/6/6f/Sleep_mask.jpg

Date:	2016-06-21	**di:**	FastilyClone
Artista:	Hbcloud	**License:**	Public domain

[i25] - 002_003_003_image_projektmanagementsoftware.jpeg
https://upload.wikimedia.org/wikipedia/commons/a/a4/Project_screen.jpg

Date:	2011-01-04	**di:**	Damir Zakiev
License:	Public domain		

[i26] - 003_001_001_image_dopamin.jpeg
https://upload.wikimedia.org/wikipedia/commons/d/d1/Dopamine-3D-struct.png

Date:	22 September 2009	**di:**	File Upload Bot (Magnus Manske)
Artista:	Chemgirl131	**License:**	Public domain

[i27] - 003_001_001_image_methylphenidat.jpeg
https://upload.wikimedia.org/wikipedia/commons/0/00/Methylphenidat_generics_germany.jpg

Date:	2009-11-05	**di:**	Alcibiades
License:	Public domain		

[i28] - 003_001_001_image_antidepressiva.jpeg
https://upload.wikimedia.org/wikipedia/commons/4/4f/Remeron.jpg

Date:	2023-03-28	**di:**	Telaneo
License:	CC0		

[i29] - 003_001_001_image_atomoxetin.jpeg
https://upload.wikimedia.org/wikipedia/commons/8/8b/Atomoxetine_molecule_ball.png

Date:	2015-02-04	**di:**	Jynto
License:	CC0		

[i30] - 003_001_001_image_amfetamin.jpeg
https://upload.wikimedia.org/wikipedia/commons/4/49/Amphetamine_and_P2P.png

Date:	2007-07	**di:**	Ring0
Artista:	U.S. Drug Enforcement Agency	**License:**	Public domain

[i31] - 003_001_002_image_packungsbeilage.jpeg
https://upload.wikimedia.org/wikipedia/commons/d/d1/Patient_Package_Insert_for_Oral_Contraceptives_%28FDA_079%29_%288249451687%29.jpg

Date:	2012-12-06	**di:**	Nagae Iku
Artista:	The U.S. Food and Drug Administration	**License:**	Public domain

[i32] - 003_001_002_image_arztpatientenbeziehung.jpeg
https://upload.wikimedia.org/wikipedia/commons/1/13/Doctor_explains_x-ray_to_patient.jpg

Date:	2008-10	**di:**	Fæ
Artista:	Rhoda Baer (photographer)	**License:**	Public domain

[i33] - 003_001_003_image_kopfschmerzen.jpeg
https://upload.wikimedia.org/wikipedia/commons/1/1e/Headache-1557872_960_720.jpg

Date:	2016-07-28	**di:**	U3119842
Artista:	Phee	**License:**	CC0

[i34] - 003_001_003_image_schlaflosigkeit.jpeg
https://upload.wikimedia.org/wikipedia/commons/9/9f/Insomnia_Cookies%2C_Chapel_Hill.jpg

Date:	2015-08-21	**di:**	Mx. Granger
License:	CC0		

[i35] - 003_001_003_image_muedigkeit.jpeg
https://upload.wikimedia.org/wikipedia/commons/e/e3/Fatigue2.jpg

Date:	13 October 2012	**di:**	Fel23
Artista:	geralt	**License:**	CC0

[i36] - 003_002_002_image_positive_verstaerkung.jpeg
https://upload.wikimedia.org/wikipedia/commons/2/2d/US_Navy_061219-N-1522S-039_Master-at-Arms_3rd_Class_Leslie_Orand_gives_positive_reinforcement_to_Amber%2C_an_explosive_detector_dog%2C_after_completing_her_obstacle_training_course.jpg

Date:	Taken	**di:**	BotMultichillT
Artista:	U.S. Navy photo by Mass Communication Specialist 2nd Class Leah Stiles	**License:**	Public domain

[i37] - 003_002_003_image_meditation.jpeg
https://upload.wikimedia.org/wikipedia/commons/0/00/Meditation_Focus_Point.jpg

Date:	2024-12-12	**di:**	Bondigoldwiki
License:	CC0		

[i38] - 003_002_003_image_yoga.jpeg
https://upload.wikimedia.org/wikipedia/commons/f/fc/Yoga_Room_-_23_RAW-Export_%28Sergej_Majboroda_via_Poly_Haven%29.png

Date:	08.3.2023	**di:**	PantheraLeo1359531
Artista:	https://polyhaven.com/all?a=Sergej%20Majboroda	**License:**	CC0

[i39] - 003_003_001_image_koerperliche_beruehrung.jpeg
https://upload.wikimedia.org/wikipedia/commons/6/62/Human_Touch_%28Unsplash%29.jpg

Date:	2016-05-11	**di:**	Fæ
Artista:	verophotoart	**License:**	CC0

[i40] - 003_003_001_image_taichi.jpeg
https://upload.wikimedia.org/wikipedia/commons/c/ca/Haikou_People%27s_Park_-_people_practicing_t%27ai_chi_ch%27uan_%28tai_chi%29_-_01.jpg

Date:	2012-04-17	**di:**	Anna Frodesiak
License:	CC0		

[i41] - 003_003_002_image_biofeedback.jpeg
https://upload.wikimedia.org/wikipedia/commons/b/ba/2009artisticrespdisplay.jpg

Date:	2010	**di:**	Fredricshaffer
Artista:	Fredric Shaffer, PhD, BCB	**License:**	Public domain

[i42] - 003_003_002_image_neurofeedback.jpeg
https://upload.wikimedia.org/wikipedia/commons/f/fb/EEG_early_studies_edited.jpg

Date:	2022-04-23	**di:**	Ras67
Artista:	D Smith	**License:**	Public domain

[i43] - 003_003_002_image_achtsamkeitstraining.jpeg
https://upload.wikimedia.org/wikipedia/commons/9/98/Sukhesikarama_Mindful_Forest_Meditation_Center.jpg

Date:	2024-02-15	**di:**	Cun Cun
License:	CC0		

[i44] - 003_003_003_image_lachs.jpeg
https://upload.wikimedia.org/wikipedia/commons/e/e3/Box_of_salmon_from_Shiranuka.jpg

Date:	2021-11-18	**di:**	Syced
License:	CC0		

[i45] - 003_003_003_image_makrele.jpeg
https://upload.wikimedia.org/wikipedia/commons/8/88/Maquereaux_etal.jpg

Date:	2004-05-31	**di:**	Rex
Artista:	Jastrow	**License:**	Public domain

[i46] - 003_003_003_image_omega3fettsaeuren.jpeg
https://upload.wikimedia.org/wikipedia/commons/f/fb/Sunsplash_omega3_leinsameno.jpg

Date:	2005-08-07	**di:**	VisualBeo
Artista:	Christian H.	**License:**	Public domain

[i47] - 004_001_001_image_ablenkungsbewaeltigung.jpeg
https://upload.wikimedia.org/wikipedia/commons/b/b9/KSC-20160502-PH_DNG0001_0021_%2826215002253%29.jpg

Date:	2016-05-02	**di:**	Astromessier
Artista:	NASA Kennedy	**License:**	Public domain

[i48] - 004_001_003_image_reflexion.jpeg
https://upload.wikimedia.org/wikipedia/commons/e/ef/Mount_Hood_reflected_in_Mirror_Lake%2C_Oregon.jpg

Date:	sconosciuto	**di:**	Holly Cheng
Artista:	Oregon's Mt. Hood Territory.	**License:**	Public domain

[i49] - 004_001_003_image_stressbelastung.jpeg
https://upload.wikimedia.org/wikipedia/commons/6/62/Canva_-_Woman_Feeling_Emotional_Stress.jpg

Date:	2016-07-04	**di:**	Carovinc2
Artista:	MismibaTinasheMadando	**License:**	CC0

[i50] - 004_002_001_image_aktives_zuhoeren.jpeg
https://upload.wikimedia.org/wikipedia/commons/0/05/U.S._Navy_Chief_Master-at-Arms_Quincy_Jackson%2C_left%2C_assigned_to_Joint_Task_Force_Guantanamo%2C_instructs_advocate_candidates_in_active_listening_techniques_during_the_practical_portion_of_sexual_assault_victim_090930-N-WX111-018.jpg

Date:	Taken	**di:**	Fæ
Artista:	MC1 Katherine Hofman	**License:**	Public domain

[i51] - 004_002_001_image_empathie.jpeg
https://upload.wikimedia.org/wikipedia/commons/d/d6/Empathy_%2838547088061%29.jpg

Date:	2017-11-07	**di:**	Eyes Roger
Artista:	Giulia Forsythe	**License:**	CC0

[i52] - 004_002_001_image_nonverbale_kommunikation.jpeg
https://upload.wikimedia.org/wikipedia/commons/5/53/PatientCommTbl.png

Date:	2006-12-12	**di:**	Fernando Alonso Vendrell
License:	Public domain		

[i53] - 004_003_001_image_serotonin.jpeg
https://upload.wikimedia.org/wikipedia/commons/f/fa/Serotonin-3D-vdW.png

Date:	2010-01-02	**di:**	Esquilo
License:	Public domain		

[i54] - 004_003_002_image_botanik.jpeg
https://upload.wikimedia.org/wikipedia/commons/7/7f/LotusBud0048a.jpg

Date:	2005-05-05	**di:**	Fg2
License:	Public domain		

[i55] - 004_003_002_image_gruenflaechen.jpeg
https://upload.wikimedia.org/wikipedia/commons/d/d9/Public_Green_Space.jpg

Date:	2007-04-23	**di:**	FlickreviewR 2
Artista:	Alabama Extension	**License:**	CC0

[i56] - 004_003_002_image_lebensqualitaet.jpeg
https://upload.wikimedia.org/wikipedia/commons/d/d6/French_bulldog_in_life_jacket.jpg

Date:	2017-08-11	**di:**	W.carter
License:	CC0		

[i57] - 004_003_002_image_museum.jpeg
https://upload.wikimedia.org/wikipedia/commons/f/f0/Louvre_at_night_centered.jpg

Date:	2003	**di:**	Lupo
Artista:	Free On-Line Photos (FOLP)	**License:**	Public domain

[i58] - 004_003_003_image_trainingseinheit.jpeg
https://upload.wikimedia.org/wikipedia/commons/1/1c/Soldier_running_in_water.jpg

Date:	Taken	**di:**	Giggy
Artista:	Cpl. Earnest J. Barnes	**License:**	Public domain

[i59] - 004_003_003_image_konzert.jpeg
https://upload.wikimedia.org/wikipedia/commons/f/f4/Live_music_events_in_Odaiba.jpg

Date:	8 August 2022	**di:**	Syced
License:	CC0		

[i60] - 005_001_002_image_team.jpeg
https://upload.wikimedia.org/wikipedia/commons/c/c2/Unity_and_Collaboration_Shine_at_48th_IPAMS_and_10th_SELF_in_Fiji_%288599772%29.jpg

Date:	Taken	**di:**	OptimusPrimeBot
Artista:	Andre Taylor	**License:**	Public domain

[i61] - 005_001_002_image_ressourcenbeschraenkungen.jpeg
https://upload.wikimedia.org/wikipedia/commons/5/5f/Wikimania_2024_-_GLAM_Global_Meetup_afternoon_06_-_Resource_and_capacity_constraints.jpg

Date:	2024-08-06	**di:**	Fuzheado
License:	CC0		

[i62] - 005_002_002_image_kognitive_kontrolle.jpeg
https://upload.wikimedia.org/wikipedia/commons/2/27/Cognitive_Performance_%288638271%29.jpg

Date:	Taken	**di:**	OptimusPrimeBot
Artista:	Nathan Baker	**License:**	Public domain

[i63] - 005_002_002_image_sport.jpeg
https://upload.wikimedia.org/wikipedia/commons/9/92/Youth-soccer-indiana.jpg

Date:	17 September 2005	**di:**	Tysto
License:	Public domain		

[i64] - 005_002_002_image_suchterkrankungen.jpeg
https://upload.wikimedia.org/wikipedia/commons/9/91/Brain_metabolism_and_drug_addiction.jpg

Date:	sconosciuto	**di:**	Seppi333
Artista:	Drs. Nora Volkow and Heinrich Schelbert, National Institutes of Health (NIH)	**License:**	Public domain

[i65] - 005_002_002_image_suchttherapie.jpeg
https://upload.wikimedia.org/wikipedia/commons/d/d3/Keeley_Institute_%281909%29_%28ADVERT_207%29.jpeg

Date:	1909	**di:**	BMacZeroBot
Artista:	Keeley Institute	**License:**	Public domain

[i66] - 005_002_003_image_entspannungstechniken.jpeg
https://upload.wikimedia.org/wikipedia/commons/2/28/Gustave_Courbet_027.jpg

Date:	2020-07-07	**di:**	Pyb
License:	Public domain		

[i67] - 005_002_003_image_musiktherapie.jpeg
https://upload.wikimedia.org/wikipedia/commons/4/45/Louis_Gallait_-_Power_of_Music_-_Walters_37134.jpg

Date:	circa	**di:**	File Upload Bot (Kaldari)
Artista:	Louis Gallait	**License:**	Public domain

[i68] - 005_002_003_image_gehirn.jpeg
https://upload.wikimedia.org/wikipedia/commons/5/50/Computed_tomography_of_human_brain_-_large.png

Date:	Uploaded	**di:**	Shashi.
Artista:	Mikael Häggström	**License:**	CC0

[i69] - 005_002_003_image_rollenspiel.jpeg
https://upload.wikimedia.org/wikipedia/commons/c/c8/Wuerfel5.jpg

Date:	2005-05-13	**di:**	Darkone
Artista:	Peng	**License:**	Public domain

[i70] - 005_003_001_image_puzzle.jpeg
https://upload.wikimedia.org/wikipedia/commons/d/d4/Pareidolia_in_a_puzzle_piece.jpg

Date:	1980-01-01	**di:**	Dentsinhere43
License:	CC0		

[i71] - 005_003_002_image_zeitmanagement.jpeg
https://upload.wikimedia.org/wikipedia/commons/f/fe/We_Must_Use_Time_AS_a_Tool_Not_As_a_Couch.jpg

Date:	2024-06-19	**di:**	Starkmend
License:	CC0		